O LIVRO TIBETANO DA CURA

Dr. Lopsang Rapgay

O LIVRO TIBETANO DA CURA

Tradução
MARCELO BRANDÃO CIPOLLA

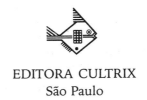

EDITORA CULTRIX
São Paulo

Título do original: *The Tibetan Book of Healing*.

Copyright © 1996 Lopsang Rapgay.

Todos os direitos reservados. Nenhuma parte deste livro pode ser reproduzida ou usada de qualquer forma ou por qualquer meio, eletrônico ou mecânico, inclusive fotocópias, gravações ou sistema de armazenamento em banco de dados, sem permissão por escrito, exceto nos casos de trechos curtos citados em resenhas críticas ou artigos de revistas.

Este livro é uma obra de consulta e informação. Ele não substitui o tratamento, o diagnóstico ou os cuidados médicos.

O primeiro número à esquerda indica a edição, ou reedição, desta obra. A primeira dezena à direita indica o ano em que esta edição, ou reedição, foi publicada.

Edição	Ano
2-3-4-5-6-7-8-9-10-11	04-05-06-07-08-09-10-11

Direitos de tradução para a língua portuguesa
adquiridos com exclusividade pela
EDITORA PENSAMENTO-CULTRIX LTDA.
Rua Dr. Mário Vicente, 368 — 04270-000 — São Paulo, SP
Fone: 6166-9000 — Fax: 6166-9008
E-mail: pensamento@cultrix.com.br
http://www.pensamento-cultrix.com.br
que se reserva a propriedade literária desta tradução.

Impresso em nossas oficinas gráficas.

*Este livro é dedicado ao meu primeiro mestre,
o saudoso Kyabche Trichang Rimpoche,
tutor de Sua Santidade, o Dalai Lama, na sua juventude;
e ao meu falecido pai, Karma Wangchuk Sherpa.*

SUMÁRIO

Agradecimentos 9
Prefácio de David Frawley, O.M.D. 11

1. **Saúde e Bem-estar** 17
   Introdução — Qual é o nosso Grau de Saúde? —
   Como Ficar Saudável

2. **Princípios Fundamentais da Medicina Tibetana** 27
   Os Cinco Elementos — Os Vinte Atributos — Os Três Nepas
   — Os Sete Tecidos — Os Três Resíduos do Corpo —
   O Fogo Digestivo

3. **O Teste Tibetano de Tipologia Constitucional** 37
   As Quatro Etapas Básicas do seu Plano de Saúde — As Tipologias
   Constitucionais — Perfis Psicológicos — O Teste Tibetano de
   Tipologia Constitucional

4. **Diagnóstico** 49
   Introdução — O Procedimento Tibetano de Diagnóstico —
   Como Tomar o Pulso — Tipos de Pulso — Os Seis Pulsos
   Humorais Gerais do Desequilíbrio — Como Analisar a Urina
   — Como Examinar a Língua — Como Examinar os Olhos

5. **Nutrição** 65
   Introdução — Diretrizes Gerais — As Três Propriedades do
   Alimento — Os Vinte Atributos e Qualidades — Propriedades e
   Qualidades Terapêuticas — Variações Sazonais — Diretrizes
   Específicas

6. **Comportamento** 97
   Como Viver por mais Tempo — Atendimento aos Impulsos
   Naturais — Redução da Tensão — Como Lidar com a Tensão
   e o Esgotamento — O Comportamento e a Prática Espiritual

7. **O Pancha Karma Tibetano: Tratamento de Integração da Mente e do Corpo** 115
   Introdução — O Tratamento Preliminar — Os Cinco Tratamentos do Pancha Karma

8. **Herbiterapia** 121
   Introdução — As Ervas Terapêuticas — Qualidades das Ervas e Fórmulas Herbáceas — Medicamentos e Distúrbios

9. **Para Começar Uma Prática Espiritual** 133
   Definição de Espiritualidade — Presença de Espírito — As Habilidades Básicas: Amplidão, Lucidez e Calor — Acolher a Psique — A Oração: Ouvir a Divindade — Questionário: O Caminho do Trabalho Interior Profundo e do Crescimento Pessoal — A Renúncia — Ser Compassivo no Trato com os Outros — Compreender as Coisas como Elas São, não como Gostaríamos que Fossem

10. **Terapia de Rejuvenescimento** 163
    Introdução — Terapia de Rejuvenescimento — Yantra Yoga

11. **Autocura Por Meio da Prática do Buda da Medicina** 175
    Introdução — Etapas Preliminares — A Prática do Buda da Medicina

12. **O Horóscopo Tibetano da Saúde** 179
    Introdução — Como Encontrar seu Signo Zodiacal — Como Usar o Horóscopo

Bibliografia 183

AGRADECIMENTOS

Agradeço a Yola Jurzykoski, da Fundação Shen de San Francisco, pela bolsa que me possibilitou começar a escrever este livro; e também a Linda Merle, a Kevin Lagden e a Michael Connelly pelas revisões e sugestões.

PREFÁCIO
de David Frawley, O.M.D

A medicina tibetana é um antigo sistema integral de medicina psicossomática, rico em conhecimentos e experiências e dotado de um grande número de recursos práticos de melhora da saúde. Vem tornando-se mais merecedor da nossa atenção na medida em que começamos a nos voltar para os sistemas medicinais tradicionais e alternativos a fim de suprir as insuficiências da atual medicina medicamentosa.

A medicina tibetana é primordialmente uma forma de Ayurveda, o qual não é somente o sistema de cura tradicional e natural em uso na Índia como também, no decorrer da história, influenciou todas as culturas circundantes, da Grécia à China. O Ayurveda é a base da medicina do Budismo indiano e foi transmitido para o Tibete junto com o Budismo. Devemos observar que a medicina tibetana incorpora importantes aspectos da medicina chinesa, mas o Ayurveda constitui a porção principal da sua teoria, dos seus métodos e dos seus preparados herbiterápicos. Por isso, a medicina tibetana poderia ser chamada de "Ayurveda Tibetano" ou "Ayurveda Budista". Entretanto, embora haja alguns livros populares sobre o Ayurveda disponíveis nas livrarias ocidentais, quase nada se escreveu acerca da medicina tibetana ou do vínculo que liga as duas medicinas, a indiana e a tibetana.

Os budistas deram uma contribuição considerável à medicina ayurvédica. Os reis e mestres budistas indianos, especificamente voltados para a compaixão, fundaram hospitais ayurvédicos e promoveram o conhecimento do Ayurveda para ajudar a aliviar o sofrimento dos seres viventes. O Ayurveda, como o seu nome indica, nasceu de uma base védica (hindu) por obra dos videntes védicos e emprega uma terminologia védica. Entretanto, muitos budistas ajudaram a desenvolvê-lo, sobretudo nos períodos mais tardios da civilização indiana. A literatura budista nos diz que as práticas ayurvédicas eram habituais na própria época em que viveu o Buda.

Os principais clássicos do Ayurveda são em número de três: o *Caraka Samhita*, de Caraka; o *Susruta Samhita*, de Susruta; e o *Astanga Hrdaya*, de Vagbhatta. O *Caraka Samhita* é o mais antigo dos três, mas o *Susruta* também é muito antigo, e ambos, em suas partes mais velhas, refletem o último período da era védica antes do nascimento do Buda (c. de 500 a.C.). Vagbhatta, cuja obra contém as doutrinas de Caraka e Susruta condensadas em forma de verso, foi um budista que viveu no Sind (a região do baixo rio Indo) por volta de 500 d.C. A redação atual do *Susruta Samhita* é atribuída a Nagarjuna, o famoso *siddha* budista que viveu no sul da Índia há cerca de dois mil anos e talvez seja, depois do Buda, o vulto mais famoso do Budismo do norte (Mahayana). Nagarjuna destacou-se por ter introduzido formulações alquímicas no Ayurveda e até hoje é venerado no sul da Índia. Portanto, dos três grandes clássicos do Ayurveda, um foi escrito por um budista e o outro foi revisado e reformado por um grande sábio e adepto do caminho de Buda. Ainda hoje, os médicos tibetanos estudam o tratado de Vagbhatta, e alguns consultam também os de Caraka e Susruta.

É possível que a maior contribuição oferecida pelo Budismo ao Ayurveda tenha sido no campo da psicologia: o Budismo introduziu no sistema indiano sua postura singular diante da mente. O Budismo tem uma espiritualidade de forte ênfase psicológica, e sua doutrina a esse respeito é muito profunda. *O Livro Tibetano da Cura* evidencia a atitude budista em relação à cura e mostra como ela vem se combinar ao Ayurveda, cujo conceito dos humores biológicos tem de *per si* um componente psicológico intrínseco.

O Budismo tibetano é primordialmente um Budismo tântrico; e o Tantrismo, com sua insistência nas práticas yogues e seu uso de métodos de rejuvenescimento e imortalidade, sempre esteve ligado ao Ayurveda. Já há muito tempo que o Tantra e o Ayurveda são ciências-irmãs, tanto na tradição hindu quanto na budista. Juntas, elas perfazem um sistema que compreende todo o processo do desenvolvimento espiritual, inclusive as mudanças fisiológicas por ele provocadas.

A medicina tibetana baseia-se nos três tipos constitucionais ayurvédicos: Vata (ar), Pitta (fogo) e Kapha (água), chamados Lung, Tripa e Bagan em tibetano. Porém, ela dá uma outra ênfase à análise constitucional ayurvédica baseada nos três tipos, criando aquilo que o Dr. Rapgay chama de "Tipologia Constitucional Tibetana". Os que já conhecem o seu tipo segundo o Ayurveda terão benefícios se o examinarem também sob o ponto de vista tibetano.

O Livro Tibetano da Cura apresenta o sistema medicinal tibetano de forma abrangente e ao mesmo tempo prática, tratando de teoria, diagnóstico e tratamento. O autor, Dr. Lobsang Rapgay, é um dos principais médicos tibetanos vivos e é também psicólogo. Já praticou métodos clínicos do Ayurveda, como o Pancha Karma, e nos apresenta uma versão tibetana do mesmo.

Seu livro é bem-vindo por diversos motivos. É, em primeiro lugar, uma explicação da medicina tibetana oferecida por um médico tibetano que vive e trabalha nos Estados Unidos. Até agora, a medicina tibetana só tem sido tratada em obras acadêmicas, que se referem ao emprego dessa medicina no contexto do estilo de vida tibetano, que é extremamente diferente do ocidental. Em segundo lugar, o livro estabelece um vínculo entre a medicina tibetana e o Ayurveda, permitindo aos estudantes e praticantes deste último que acrescentem a abordagem tibetana à sua perspectiva. Em terceiro lugar e acima de tudo, o livro apresenta muitas práticas úteis: trata de dieta alimentar, herbiterapia e meditação e proporciona diversos métodos de autocura.

O Livro Tibetano da Cura apresenta, além de tudo, uma série de práticas espirituais da medicina tibetana, entre as quais métodos de controle dos sentimentos e desenvolvimento da compaixão. Faz algumas referências à astrologia, que, no caso do Tibete, é predominantemente de origem chinesa. Embora pequeno, contém um grande número de informações. Está destinado a ser um companheiro constante daqueles que realmente buscam melhorar o seu estado geral de saúde.

Dr. David Frawley
Santa Fé, Novo México

O Dr. David Frawley é autor de *Ayurvedic Healing, Yoga of Herbs, Tantric Yoga and the Wisdom Goddesses: Spiritual Secrets of Ayurveda* e outros livros.

O LIVRO TIBETANO
DA CURA

1
Saúde e Bem-estar

INTRODUÇÃO

Quando pensamos na nossa saúde, na verdade estamos acostumados a pensar nas doenças. Para saber o que é a saúde, recorremos ao que os médicos fazem ou dizem quando estamos doentes. Quando nos sentimos bem, praticamente não pensamos sobre nossa saúde ou no que precisamos fazer para conservá-la. Só percebemos que algo precisa ser feito quando os sintomas de debilidade se apresentam.

Hoje em dia, já temos mais consciência do quanto o cuidado consigo mesmo é importante. A boa nutrição e o exercício físico são conceitos de bem-estar que já vêm sendo largamente reconhecidos. Infelizmente, certas atividades, como a corrida, a ginástica aeróbica ou o controle alimentar, costumam ser feitas de modo exagerado, em prejuízo de outros fatores da saúde.

A saúde holística, ensinada na tradição tibetana, não começa com a idéia de doença nem termina com a adoção arbitrária de um novo programa de exercícios ou uma dieta qualquer. A saúde holística parte de um conhecimento das necessidades do corpo, passa pela medida das forças e capacidades naturais do corpo e, a partir daí, chega ao desenvolvimento de um plano de saúde adequado e realista para cada pessoa.

Para tanto, temos de levar em conta não só a nossa condição física como também a nossa condição mental. Os fatores mentais que determinam a nossa atitude perante a vida, o modo pelo qual lidamos com nosso ambiente físico e social, etc., influenciam significativamente a nossa saúde. Os episódios de depressão podem ser desencadeados por uma negação das nossas necessidades espirituais, pela resistência à necessidade de fazer adaptações psicossociais ou pelo apego a uma dieta deficiente. Sintomas como a fadiga, a letargia, a digestão lenta e um sem-número de outros males podem ser aliviados e eliminados pelo aprendizado do verdadeiro significado da saúde holística.

Verificamos assim que qualquer tentativa de padronizar a saúde e o bem-estar está fadada ao fracasso, pois a saúde e o bem-estar envolvem um sem-número de fatores específicos para cada pessoa e seu ambiente. A Organização Mundial de Saúde definiu a saúde como "um estado de bem-estar físico, mental e social completo, e não a mera ausência de doença ou enfermidade". Muitos profissionais de saúde consideram essa definição tão ampla que chega às raias da impraticabilidade e da mais absoluta falta de sentido. Não obstante, ela contém os conceitos essenciais que regem a verdadeira saúde holística. Leva em conta não somente as condições do corpo, mas também o estado da mente. Nossa saúde é influenciada pelos nossos pensamentos, percepções e concepções mais do que por qualquer outra coisa. Esses fatores mentais determinam nossa atitude perante a vida, nosso modo de lidar com o ambiente físico e social e de interagir com os outros. A saúde e o bem-estar, portanto, têm de abarcar todos esses fatores e devem ser apresentados segundo uma forma facilmente aplicável. Precisamos aprender a reconhecer a influência exercida pelos fatores físicos, psicológicos, emocionais, sociais, espirituais e ambientais sobre a qualidade total da nossa vida. Há diversos modos pelos quais podemos começar a cuidar de nós mesmos de maneira verdadeiramente holística. Há séculos que os mestres espirituais e os praticantes dos caminhos espirituais usam as diretrizes médicas do Tibete e as diretrizes psicológicas do Budismo para relacionar-se com a vida de maneira saudável e equilibrada. Para nós, essas diretrizes são essenciais, tendo em vista o constante bombardeio de informações — sobre o que devemos e não devemos fazer para nos cuidar — a que somos submetidos.

Como saber qual é a dieta mais apropriada, quais os exercícios mais adequados, se a meditação e o relaxamento serão benéficos para nós? Na nossa vida, já ocupada e tensa o suficiente, é difícil encontrar o tempo e a energia necessários para praticar simultaneamente todas as atividades que promovem a saúde. Quais são as que devemos praticar, e como fazer para começar?

Os médicos budistas tibetanos sugerem que seus pacientes submetam-se a um teste de tipologia constitucional criado para que você possa conhecer um pouco melhor o seu corpo — saber como ele reage a mudanças nas suas necessidades físicas e psicológicas e conhecer seu potencial de atender a essas necessidades e sua relação com o clima e o ambiente. Avaliando suas prioridades e capacidades e o modo pelo qual estas se manifestam na sua saúde, você pode compreender de maneira cabal seus pontos fortes e pontos fracos.

Tradicionalmente, esse teste se realiza em dois estágios. O primeiro consiste num procedimento médico extenso e formal, no decorrer do qual o paciente é obrigado a submeter-se por duas semanas a um determinado regime dietético e de comportamento. Durante o segundo estágio do teste, o médico analisa o perfil físico e psicológico do paciente, tomando-lhe o pulso, examinando-lhe o corpo e a urina e fazendo-lhe perguntas. Na Índia e no Tibete, onde a maioria dos pacientes já conhecia o seu perfil de personalidade, o nível de alfabetização era baixo e os fatores sociais e culturais impunham ao povo uma série de restrições, esse estágio do teste era sempre realizado com a ajuda de um médico e mediante um procedimento formal. Hoje em dia, porém, criou-se um teste simplificado baseado na avaliação médica da personalidade tradicionalmente administrada pelo médico. O teste pode ser conduzido pelo próprio paciente, usando a tabela de pontos para determinar o seu próprio perfil. No Capítulo 3, apresento uma versão abreviada desse teste simplificado. Os leitores devem usá-la junto com as outras informações apresentadas no livro para determinar seu plano global de saúde.

O uso do teste tibetano de tipologia constitucional (ou, a propósito, de qualquer bom teste ou sistema de auto-avaliação) apresenta enormes vantagens. O teste habilita você a conhecer a si mesmo, examinar a si mesmo e, com base nas suas descobertas, modelar o seu próprio plano de saúde. Por que você não lida com a raiva da mesma maneira que outra pessoa? Por que o seu tipo corporal é este e não outro? Essas considerações são importantes. Você precisa fazer uma avaliação crítica da sua própria pessoa, pois a saúde não é uma coisa que, uma vez alcançada, não se perde — como um diploma de faculdade, por exemplo. Antes, a saúde é um processo contínuo, um modo de vida.

Quando você começar a pensar sobre a saúde holística, um grande número de questões aparecerá na sua mente. O problema mais comum daqueles que desejam mudar seu estado de saúde é o de não saber por onde começar. Será que devo mudar minha dieta, exercitar meu corpo com corridas e ginástica aeróbica ou tentar me motivar pela mudança dos hábitos de trabalho e da melhora dos relacionamentos pessoais? Será que posso trabalhar simultaneamente com todos esses métodos ou devo aplicá-los um por vez? E o que fazer quando, vez por outra, sinto-me fatigado, desanimado, desinteressado do trabalho e das diversões, ou quando não consigo organizar adequadamente o meu tempo ou aproveitar ao máximo o meu potencial? Será que esses são problemas isolados, que não se inserem no contexto de um plano geral de saúde, ou será que vão desaparecer quando eu começar a aplicar o meu plano? Todas essas perguntas surgirão na sua mente.

Outro problema comum: não saber quando ou como começar um plano de saúde. Devo começar meu plano imediatamente ou devo antes me preparar para essa mudança tão radical, buscando o conselho de um especialista ou fazendo uma terapia de desintoxicação, como uma lavagem intestinal, por exemplo? Além disso, depois de desenvolver um plano de saúde, devo começar a aplicá-lo imediatamente e *sozinho*, ou seja, sem fazer um *check-up* ou um exame médico? A auto-avaliação — do peso do corpo, do histórico de saúde, de uma possível deficiência de nutrientes ou da falta de exercício regular — é essencial para que se inicie um plano de saúde. Se você começar imediatamente sem dar a essas questões a consideração que merecem, mesmo que resolva se internar numa clínica de saúde holística, sua atitude será improdutiva e perigosa.

Aos problemas acima mencionados vem somar-se um outro tão complicado quanto eles: como avaliar a eficácia dos planos de saúde? Como saber, por exemplo, se a adoção de uma dieta vegetariana ou macrobiótica ou de um estilo de vida mais ativo será melhor para você? Até que ponto um plano como esse pode atender às suas necessidades de saúde? Será que o desenvolvimento da auto-afirmação e da motivação é suficiente para fazer você se interessar mais pelo trabalho ou deixar de se sentir fatigado e desanimado? Será que é preciso fazer mudanças alimentares, comportamentais (fazer mais exercícios e descansar mais, por exemplo) e psicológicas? Será que um simples programa de perda de peso será suficiente para garantir a sua capacidade de controlar seu peso no futuro?

Pode ser que você decida consultar um médico: um especialista em tensão e relaxamento, um nutricionista, um fitoterapeuta, um acupunturista, um xamã ou um médico tibetano, por exemplo. Mas será que precisa consultar vários desses médicos antes de implementar seu plano de saúde? Se um médico chinês lhe disser que você sofre de uma fraqueza congênita no fígado e lhe recomendar um plano de saúde baseado no estímulo do fígado por meio da dieta, de exercícios, de preparados herbáceos, da meditação e de exercícios de direcionamento da energia interna, será que tudo isso pode ser tomado como uma explicação para o seu atual estado de saúde? Não seria prudente levar em conta outros elementos da sua saúde, como a baixa auto-estima e problemas de personalidade e de comportamento? Quer seja formado na tradição ocidental, quer numa tradição oriental, o especialista que você consulta faz uso de um determinado modelo de medicina. Ele vai considerar as suas prioridades de saúde a partir de um determinado ponto de vista (que pode abarcar, ou não, todos os distúrbios de que você sofre). O médico chinês do exemplo dado acima, por exemplo, pode tratar o seu fígado fraco por meio da acupuntura. Um nutricionista recomendaria um tratamento de suplementos alimentares para combater um problema da tireóide ou uma infecção interna por fungos. Do mesmo modo, um médico tibetano que só conhecesse a medicina tibetana chegaria a um diagnóstico muito parecido com o do médico chinês, mas não recomendaria um tratamento por acupuntura, e sim por ervas estimulantes e mudanças dietéticas. Você vê, portanto, que, como não existe um modelo universal pelo qual *todas* as suas necessidades de saúde possam ser avaliadas e medidas, a maioria dos profissionais de saúde vai dar suas recomendações baseados nas constatações a que chegaram mediante seus procedimentos particulares de diagnóstico. É claro que, dependendo da capacidade do médico, suas necessidades de saúde poderão mesmo assim ser atendidas. Existem muitos médicos tradicionais altamente qualificados, mas, infelizmente, eles não são em número suficiente. Temos de nos lembrar que nem sempre é por culpa do médico que a nossa saúde não melhora. Cada médico pode estar certo no seu diagnóstico particular. O fígado pode de fato estar enfraquecido, como diriam os médicos chineses e tibetanos; ou, como diz o nutricionista, pode haver uma infecção por fungos. O problema é que, embora esses diagnósticos estejam corretos quando considerados em si mesmos, eles não levam em conta certos sintomas de um problema maior, cuja constatação exige mais habilidade e mais esforço. No decorrer do tratamento do fígado ou da infecção, o paciente *vai* melhorar; mas é provável que o problema retorne assim que o tratamento for suspenso. É essencial que se use um sistema de avaliação que não trabalhe somente com os níveis de tensão e com as funções musculares e metabólicas, mas que também explique a tipologia constitucional do paciente, para que este possa colaborar com o médico na formulação do tratamento.

Isso não significa que as tradições indiana e tibetana de avaliação constitucional e pessoal sejam as melhores e devam ser usadas por todos. Muito pelo contrário, o que precisamos é de um modelo amplo, que não trate somente da doença, mas da pessoa — a pessoa inteira que, por enquanto, sofre daquela doença.

QUAL É O NOSSO GRAU DE SAÚDE?

A saúde, como a qualidade de vida, é variável, e talvez seja impossível garantir que todos os membros de uma sociedade tenham saúde. As doenças e enfermidades são fatos básicos da vida e variam de sociedade para sociedade. O simples fato de cuidar das suas próprias necessidades não basta para lhe garantir uma saúde perfeita. Esta é afetada por muitos outros fatores, alguns dos quais você não controla: o nível econômico, o nível cultural, as crenças sociais e culturais, a disponibilidade de médicos formados — tudo isso contribui para moldar a saúde do indivíduo dentro de uma determinada sociedade. Pode ser que você esteja fazendo todo o possível para ter uma boa saúde — alimentando-se corretamente, exercitando-se regularmente, até mesmo pensando e trabalhando de maneira positiva —, mas que mesmo assim sua saúde seja afetada pelo ambiente, pelas condições de saneamento da vizinhança, pela saúde dos vizinhos e companheiros de trabalho, etc. Além disso, se você não dispuser de um posto de atendimento médico onde sua saúde possa ser avaliada periodicamente, como vai conhecer seu verdadeiro estado?

Por isso, para conhecer o seu grau de saúde, você precisa levar em conta vários fatores. Pode ser que, na opinião do seu médico, você esteja perfeitamente normal, mas isso não basta para garantir que você permaneça indefinidamente nesse estado, a menos que aprenda a cuidar de si mesmo. Mesmo que você esteja perfeitamente saudável nesta semana, não há garantia de que estará saudável na semana que vem. Pode ser que pegue uma infecção bacteriana num restaurante ou caia vítima de um vírus que está passando pela cidade. Quando pensamos na nossa saúde, temos de levar em conta a natureza variável e mutável da nossa pessoa, do nosso ambiente e, portanto, da nossa saúde.

Não há médico que possa garantir a saúde perfeita de alguém; e também não há nada que nós mesmos possamos fazer para nos livrar das doenças para sempre. Além de trabalhar constantemente para permanecer saudáveis, temos de ter consciência das ameaças que existem e estão além do nosso controle. Isso não significa que tenhamos de mandar tudo às favas e adotar uma postura fatalista em relação ao assunto. O que temos de compreender é que os paradoxos da vida têm de ser trabalhados e assimilados, e não simplesmente evitados e negados. Quando aprendemos a viver num estado de equilíbrio entre a segurança e a apreensão, captamos de modo mais profundo o sentido e o significado da vida. Tomando consciência de todas as facetas da existência humana, aprendemos a lidar melhor com as limitações que nos são impostas e, ao mesmo tempo, encontramos a motivação e o sentido de responsabilidade necessários para levar nossa vida adiante de maneira significativa.

É uma tal compreensão que nos permite lidar com a tensão, a preocupação e a frustração e modificar nossos hábitos de maneiras saudáveis. A maior parte dos problemas da vida simplesmente não podem ser resolvidos. Por isso, não devemos ter a *expectativa* de resolvê-los, quer física, quer psicologicamente. A capacidade de analisar objetivamente os problemas com o que os budistas chamam de um "espírito de desapego positivo" torna-nos a vida muito mais fácil. Quando você perde o emprego ou não consegue alcançar um objetivo, duas escolhas se lhe apresentam: você pode ficar preocupado — ou pode praticar o desapego. Ou seja, depois de avaliar o fracasso e contemplá-lo construtivamente, desapegue-se por um certo tempo dos pensamentos repetitivos acerca daquele fracasso.

A saúde e o bem-estar já não podem ser definidos simplesmente como a eliminação dos distúrbios físicos e psicológicos ou a rígida observância das recomendações dietéticas e comportamentais feitas por um médico. Tão importantes quanto isso são os valores, o sentido de responsabilidade para consigo mesmo e um profundo reconhecimento pela graça de ser um ser humano. Nos *Quatro Tantras*, os cânones fundamentais da medicina tibetana, a saúde e o bem-estar são definidos pelos seguintes fatores:

- A ausência de doenças físicas ou psicológicas graves
- A adesão a um plano de saúde baseado na sua personalidade, no seu tipo corporal, nas suas necessidades corporais e na sua capacidade de atender a essas necessidades
- A compreensão da natureza mutável e efêmera da vida e, no contexto dessa compreensão, a consciência de que a vida tem uma causa e um sentido
- A aceitação das tensões e mudanças que os relacionamentos, o ambiente, as estações e o avanço da idade nos impõem
- Um sentido de responsabilidade moral e a disposição de crescer e aprender
- Um sentimento de realização, contentamento e gosto por ser um ser humano.

Essas características mostram claramente que a saúde não é algo que pode ser obtido de um dia para o outro. É, pelo contrário, um processo contínuo, um elemento intrínseco do viver. Por outro lado, ter a saúde presente na consciência não é o mesmo que pensar o tempo todo sobre o que comer, o que pensar e o que fazer; não é o mesmo que se tornar um robô que sempre se baseia nas recomendações alheias para pensar e agir. As regras e os regulamentos que constituem uma parte tão importante do plano de saúde foram feitas para ser *observadas*, não para reger sua vida com mão de ferro. O crescimento e o desenvolvimento são partes inalienáveis da vida humana, e são eles que lhe dão sentido e finalidade. O excesso de rigidez, a observância cega e inconsciente das regras acaba por ir contra os objetivos do plano de saúde. Não se aconselha que você observe o mesmo regime o tempo todo. A vida é um fenômeno variável.

O simples fato de estar nas melhores condições físicas possíveis não é uma garantia de saúde. Você tem necessidades e desejos, aspirações e esperanças para si mesmo e para os seus entes queridos. A capacidade de atender a essas necessidades e esses desejos — às vezes mediante um planejamento, mas, na maioria das vezes, por um aproveitamento de circunstâncias inesperadas e adversas — faz parte da saúde, e é, aliás, uma parte tão importante quanto a outra. Se você adotar um estilo de vida muito rígido, estará prejudicando em alto grau o seu potencial de lidar com situações de vida adversas e inesperadas.

COMO FICAR SAUDÁVEL

A sociedade ocidental se organiza de tal modo que nós ficamos totalmente dependentes do *establishment* médico — médicos, laboratórios farmacêuticos, hospitais e clínicas — para obter a solução dos nossos problemas médicos. A verdade é que a maioria das pessoas depende dessas organizações e instituições para saber o que é saúde e o que é doença. Porém, não há dúvida de que a responsabilidade pela saúde não é só das instituições, mas também de cada um. Há certas coisas que só um médico pode fazer, pois treinou por muitos anos e não há nada que substitua a habilidade e o conhecimento assim adquiridos. Por outro lado, há coisas que só você pode fazer, mesmo que seja pôr em prática as recomendações do médico. Para ficar saudável e continuar saudável, você precisa não só adotar hábitos de vida que previnam a ocorrência de doenças, mas também saber quando consultar o médico e como usar os serviços dele. Tomando consciência das doenças e enfermidades e mantendo-nos informados, nós ficamos mais motivados para cuidar da nossa vida enquanto estamos bem. Uma das características mais lamentáveis da nossa atitude normal é que nós só pensamos na saúde quando estamos doentes. Evitamos ao máximo pensar sobre o assunto e partimos do pressuposto de que simplesmente não vamos ficar tão doentes quanto fulano, sicrano ou beltrano. Por isso, quando somos atingidos por uma doença grave, ela nos abate em muitos níveis e ficamos emocionalmente arrasados.

Quando não estamos doentes, há muitas práticas comuns às quais podemos nos dedicar e que nos dão uma saúde melhor. Os livros de medicina do Tibete sugerem as seguintes diretrizes:

O Tipo Corporal e as Funções Corporais

Conheça o seu corpo — sua estrutura e suas funções. Estude o seu tipo corporal, sua digestão, sua circulação, seu nível de tensão e seus mecanismos de defesa.

O Ambiente e o Lugar onde Você Mora

Conheça as condições ambientais do lugar onde você mora: a altitude, a temperatura, a pressão barométrica e a umidade. Registre as medidas desses fatores em cada estação e, o que é mais importante, observe como o seu corpo e suas funções específicas reagem às mudanças. O melhor é fazer um diário.

A Influência das Estações

Estude o modo pelo qual cada uma das estações afeta o seu corpo e as suas emoções. Por acaso um inverno frio e úmido, ou frio e seco, gera em você depressão, dores nas articulações, problemas digestivos, etc.? Um verão quente e seco produz irritações na pele, sensação de desconforto, etc.?

O Tipo Constitucional

Faça o teste de tipologia constitucional para determinar o seu tipo. Use os resultados como diretrizes para planejar a sua dieta alimentar e o seu comportamento.

A Idade

A idade é um aspecto do desenvolvimento constitucional. O período que vai da fase fetal aos 8 anos de idade é um estágio muito físico, em que sobressai o tipo constitucional chamado Água (Bagan). Dos 8 aos 45 anos de idade, a pessoa passa por um estágio extrovertido, em que o tipo constitucional Fogo (Tripa) domina seu desenvolvimento. Por fim, depois dos 45 anos de idade, sobrevém um estágio introvertido em que o tipo Ar (Lung) predomina.

A Vulnerabilidade Constitucional ou os Órgãos e Emoções Fracas

Descubra qual parte do seu corpo é, em geral, a mais fraca e a mais vulnerável a acidentes ou doenças. Pode ser que você descubra, por exemplo, que seus rins e seu sistema urinário são os órgãos mais frágeis do seu corpo. Do mesmo modo, pode perceber que, emocionalmente, sua tendência é sempre a de desistir e perder as esperanças. Isso indica que você não só deve se precaver contra as doenças desses órgãos como também contra as enfermidades de sistemas correlatos, como o baço, o sistema linfático e as mucosas.

Taxas de Digestão e Absorção

Observando sua digestão e a eliminação de resíduos, você pode adotar uma dieta mais seletiva, tomando decisões mais inteligentes em relação ao que cozinha e ao que come.

O Peso e a Força do Corpo

Descubra qual o peso corporal e o nível de força física mais adequados para a sua idade e altura.

Nutrição

No decorrer de um período de duas semanas, anote os tipos de comida que lhe fazem bem e os que lhe fazem mal. Por exemplo, os alimentos que lhe causam mal-estar estomacal, gases, intumescimento abdominal ou diarréia são desagradáveis e, portanto, não devem figurar na sua dieta. Os alimentos podem ficar bons para você mediante uma preparação adequada, com o uso de ervas e condimentos apropriados, etc.

Comportamento

Observe como você pensa, sente, age e se comunica e depois avalie esses comportamentos durante a vida cotidiana. Considere igualmente o modo pelo qual seu comportamento é afetado pelas estações e pelo ambiente.

Esses quesitos constituem a base do teste de tipologia constitucional apresentado no Capítulo 3, que lhe ajudará a determinar o plano de saúde mais adequado para você. Porém, para compreender melhor a natureza do teste e os seus resultados, vamos examinar primeiro alguns dos princípios fundamentais da medicina tibetana.

2
Princípios Fundamentais da Medicina Tibetana

O sistema medicinal tibetano é extremamente rico e complexo, mas seus princípios fundamentais não são difíceis de entender. Neste capítulo, apresentaremos sucintamente princípios como os Cinco Elementos, os Três Nepas, os Vinte Atributos e os Sete Tecidos. Demonstraremos então como esses conceitos se relacionam entre si.

OS CINCO ELEMENTOS

O corpo é um composto fascinante e complexo, formado daquilo que os sistemas medicinais do Oriente chamam de Cinco Elementos. Desde os principais órgãos e sistemas do corpo, como os músculos, o esqueleto e o coração, até suas mínimas estruturas celulares, os Cinco Elementos se combinam e interagem para manter o corpo em bom funcionamento. Com efeito, as doutrinas cosmológicas do Hinduísmo e do Budismo incluem descrições elaboradas da natureza e das funções dos Cinco Elementos, tanto no ambiente quanto no corpo.

Terra, Água, Fogo, Ar e Espaço — cada um dos Cinco Elementos tem no corpo uma função distinta. O elemento Terra proporciona estabilidade e estrutura, ao passo que a Água dá umidade e maciez. O crescimento, o desenvolvimento, a assimilação e a absorção do alimento são possibilitados pelo elemento Fogo. O movimento das articulações e dos músculos e a circulação do sangue e dos fluidos corporais é possibilitada pelo elemento Ar. O elemento Espaço [ou Éter] permite que os outros quatro elementos tenham a oportunidade de interagir e coexistir.

OS VINTE ATRIBUTOS

No sistema tibetano, existem dez pares de atributos que podem ser usados para caracterizar todos os fenômenos animados e inanimados.

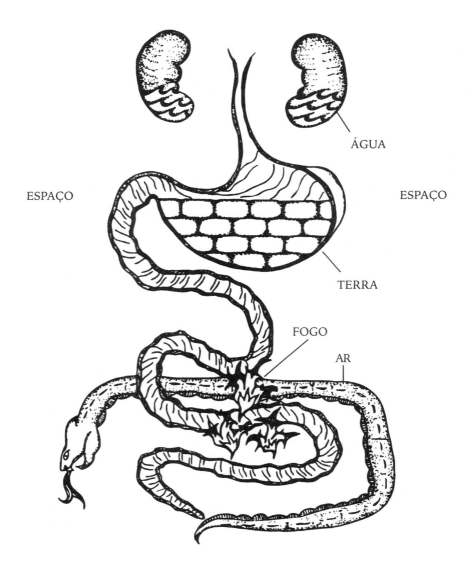

OS CINCO ELEMENTOS

frio — quente
úmido — seco
pesado — leve
grosseiro — sutil
denso — fluido
estático — móvel
obtuso — agudo
mole — duro
liso — áspero
claro — nebuloso

OS TRÊS NEPAS

O sistema medicinal tibetano baseia-se na compreensão dos Nepas, os três princípios que controlam as interações e funções dos Cinco Elementos. Os Três Nepas podem ser considerados ao mesmo tempo como energias e processos fisiológicos. Regem de modo absoluto a fisiologia, a psicologia e a fisiopatologia do corpo. Quando estão em equilíbrio, a saúde é certa; quando estão perturbados, surgem distúrbios e doenças.

As palavras tibetanas que designam os Três Nepas são *Lung* (Ar), *Tripa* (Fogo) e *Bagan* (Água). Eles correspondem aos tipos constitucionais ayurvédicos chamados Vata (Ar), Pitta (Fogo) e Kapha (Água).

Ar (Lung)

O Ar (Lung) é o princípio energético e o processo fisiológico que envolve antes de tudo o funcionamento do sistema nervoso, mas é associado também ao coração, aos ouvidos, ao intestino grosso, às articulações e à textura da pele.

Fogo (Tripa)

O Fogo (Tripa) é associado aos olhos, ao fígado, à vesícula biliar, ao intestino delgado e também ao funcionamento dos sistemas vascular, endócrino e secretor.

Água (Bagan)

A Água (Bagan; pronuncia-se "beidjen") é associada aos sistemas digestivo e linfático e, em particular, ao estômago, ao baço, ao pâncreas, à bexiga e aos rins.

❁ ❁ ❁

Para bem compreender os Três Nepas, precisamos adquirir um conhecimento de suas características e funções. Primeiro falaremos sobre as funções e, depois, dos vinte atributos pelos quais suas características são descritas.

AS FUNÇÕES DOS TRÊS NEPAS

Ar (Lung)

O Ar (Lung) está ligado ao movimento, à respiração e a todos os sentidos. Garante o equilíbrio dos outros dois Nepas, de modo que um distúrbio de Ar é geralmente considerado muito grave.

Fogo (Tripa)

O Fogo (Tripa) está ligado à digestão e à criação e conservação do calor do corpo. Controla, além disso, a assimilação e a transformação de nutrientes.

Água (Bagan)

A Água (Bagan) está ligada à estrutura e à estabilidade do corpo, pois junta todas as coisas e dá peso a elas. Garante também a umidificação da matéria corporal, lubrificando o corpo e protegendo-o dos excessos de calor e irritação. Portanto, a Água esfria o calor do Fogo e torna mais lenta a mobilidade do Ar.

AS CARACTERÍSTICAS DOS TRÊS NEPAS

O Ar (Lung) tem seis características: é **seco, leve, fresco, móvel, sutil e duro**. Quando o corpo se desequilibra em virtude da tensão, da má alimentação e de outras causas, o Ar pode aumentar e, se o processo não for corrigido, pode causar o surgimento de sintomas evidentes ligados a essas seis características. Os sintomas de característica **seca** são, entre outros, pele irritada, boca ou língua secas e temperamento irritadiço; os de característica **leve** são, entre outros, esquecimento, tontura e insônia. Os sintomas **móveis** são, entre outros, tremedeiras, delírios, histeria, dores difusas e tontura, e os **sutis** são visão embaçada, zumbido nos ouvidos e formigamento. Um dos sintomas **frescos** é a sensação de frio com arrepios, e os sintomas **duros** são, entre outros, rigidez nas articulações e constipação.

O Fogo (Tripa) é **oleoso, agudo, malcheiroso, purgativo, quente, fluido e leve**. Quando o Fogo aumenta, suas sete características produzem sintomas correspondentes. Por ser **quente**, ele produz sintomas de sede e excesso de calor no corpo; por ser **agudo**, pode produzir dores localizadas; a característica **leve** pode causar esquecimento, e a **malcheirosa** pode produzir um mau odor no corpo ou nas fezes. **Purgativo** e **fluido** produzem diarréia ou excesso de muco, e **oleoso** pode deixar a compleição oleosa.

A Água (Bagan) é **fria, pesada, obtusa, lisa, oleosa, estável e grudenta**. Quando a Água aumenta e se torna patológica, suas sete características podem se manifestar sob diversas formas. Os sintomas **frios** são a baixa temperatura do corpo, a indigestão e o anseio descontrolado por alimentos que produzem calor. Os sintomas **pesados** são a letargia, a obtusidade mental, a sonolência e a lentidão de reflexos, ao passo que os **lisos** são uma língua fria e lisa e dores difusas. Os sintomas **obtusos** desenvolvem-se lentamente, ao passo que o sintoma **estável** é localizado e não muda. Dentre os sintomas **grudentos** podemos mencionar uma coesão maior da urina, do suor e da saliva.

O Ar e a Água têm em comum o **frio**; existe, porém, uma diferença. O ar está mais para fresco e, no caso, **frio** significa simplesmente uma ausência do **calor** que caracteriza o Fogo. Do mesmo modo, embora tanto o Fogo quanto a Água tenham em comum a característica **oleosa**, ela não é a mesma nos dois casos. No Fogo, ela é mais leve, mais seca, menos gordurosa e mais penetrante do que na Água. O Ar e o Fogo têm em comum a característica **leve**. Mais uma vez, ela é diferente num caso e no outro. No Ar, a **leveza** é mais difusa e volátil, ao passo que, no Fogo, é localizada e penetrante.

OS VINTE ATRIBUTOS FUNDAMENTAIS E COMO ELES AFETAM OS TRÊS NEPAS

① Efeito Primário   ② Efeito Secundário   ③ Efeito Mínimo

Atributo	Ar (Lung)	Fogo (Tripa)	Água (Bagan)
Quente	② diminui	③ aumenta	① diminui
Frio	② aumenta	③ diminui	① aumenta
Úmido	① diminui	② diminui	③ aumenta
Seco	① aumenta	② aumenta	③ diminui
Pesado	① diminui	② diminui	③ aumenta
Leve	① aumenta	② aumenta	③ diminui
Grosseiro	① diminui	② diminui	③ aumenta
Sutil	① aumenta	② aumenta	③ diminui
Denso	① diminui	② diminui	③ aumenta
Fluido	① diminui	③ aumenta	② diminui
Móvel	① aumenta	② aumenta	③ diminui
Estático	① diminui	② diminui	③ aumenta
Obtuso	① diminui	② diminui	③ aumenta
Agudo	② aumenta	① aumenta	③ diminui
Liso	③ diminui	② aumenta	① aumenta
Áspero	③ aumenta	② diminui	① diminui
Claro	① aumenta	② aumenta	③ diminui
Nebuloso	① diminui	② diminui	③ aumenta
Mole	③ diminui	② aumenta	① aumenta
Duro	① aumenta	③ diminui	② diminui

A LOCALIZAÇÃO DOS TRÊS NEPAS

Cada um dos Três Nepas é associado a determinadas áreas do corpo, e é nessas áreas que tendem a se manifestar os distúrbios relacionados com os Nepas correspondentes. Essas localizações devem ser levadas em conta para a caracterização dos sinais e sintomas.

O Ar (Lung) é associado ao intestino grosso, às coxas, aos quadris, aos ouvidos, às articulações, aos ossos e à pele. As localizações do Fogo (Tripa) são o intestino delgado, a vesícula biliar, o fígado, as glândulas sudoríparas, o sangue, os olhos e o estômago. A Água (Bagan) é associada ao estômago, ao baço, aos rins, ao pâncreas, à bexiga urinária, ao tecido adiposo, ao peito, à cabeça, à garganta, ao nariz, à língua e às glândulas linfáticas.

SINAIS E SINTOMAS RELACIONADOS AOS TRÊS NEPAS

Os problemas de saúde produzem muitos sinais e sintomas, que sempre podem ser associados a um dos vinte atributos, ou a diversos. Entretanto, na prática, é mais conveniente relacionar esses sinais e sintomas a um dos Três Nepas. Como seria de se esperar, a maioria dos sinais e sintomas apresentam as características do Nepa ao qual são associados. Em outras palavras, por exemplo, um distúrbio de Ar (Lung) manifesta-se em sintomas **secos, leves, frescos, móveis, sutis ou duros**.

Ar (Lung)

Os sinais e sintomas dos distúrbios de Ar (Lung) são: suspiros freqüentes, distração, incapacidade de fixar a mente, tontura, zumbido nos ouvidos, dores difusas, tensão muscular, problemas de circulação, frio nas mãos e nos pés, tremores, calafrios, rigidez e dificuldade de movimento, letargia, dores nas articulações, freqüentes arrepios e formigamentos, olhos vidrados, pele arrepiada, insônia ou perturbações do sono, pesadelos, dores na parte inferior do crânio, no peito ou nos maxilares, ânsia de vômito com a barriga vazia, gases ou sons abafados no abdômen, intestino preso.

Fogo (Tripa)

Os sintomas dos distúrbios de Fogo (Tripa) são: diarréia, vômitos, coceiras na pele, sede intensa, gosto amargo na boca, febre, insônia, forte odor da urina e das fezes, dores de cabeça, náusea e sensações incômodas na região do fígado e da vesícula biliar.

Água (Bagan)

Os sinais dos distúrbios de Água (Bagan) são: palidez da face e das gengivas, excesso de muco, letargia, falta de apetite, baixa temperatura corporal, indigestão, digestão lenta, sensação incômoda na baixa região lombar ou na região dos rins, retenção de líquidos, inchamento, sonolência, falta de memória e obtusidade mental.

FATORES QUE PROVOCAM O DESEQUILÍBRIO DOS TRÊS NEPAS

Fatores que Provocam o Desequilíbrio do Ar (Lung)

DIETA

Sabores:	Amargo	Picante	Adstringente
Atributos:	Leve	Seco	Áspero
Alimentos:	Legumes Crus ou Amarelos		
	Painço leve		
	Cafeína		
	Cereais Leves		
	Carne de Porco		
	Açúcar Refinado		

COMPORTAMENTO

Atributos:	Leve	Móvel	Áspero
Atividades:	Hábitos irregulares de sono e alimentação		
	Excessiva atividade mental, verbal ou física		
	Tensão e exaustão		
Estação:	Começo do Verão		

Fatores que Provocam o Desequilíbrio do Fogo (Tripa)

DIETA

Sabores:	Azedo	Picante	Salgado	
Atributos:	Quente	Agudo	Oleoso	Leve
Alimentos:	Proteína animal			
	Alimentos fritos ou gordurosos			
	Ovos			
	Carne de carneiro			
	Alimentos excessivamente condimentados			
	Sal			
	Carne de vaca			
	Álcool			

COMPORTAMENTO

Atributos:	Quente	Oleoso
Atividades:	Excesso de trabalho físico ou abusos do fígado	
	Novos ambientes ou situações ameaçadoras	
Estação:	Fim do verão	

FATORES QUE PROVOCAM O DESEQUILÍBRIO DA ÁGUA (BAGAN)

DIETA

Sabores:	Doce	Salgado	
Atributos:	Pesado	Frio	Úmido
Alimentos:	Cereais e legumes crus, frios ou pesados		
	Laticínios		

COMPORTAMENTO

Atributos:	Pesado	Estático
Atividades:	Falta de exercício físico	
	Falta de estimulação mental, verbal ou física	
	Atividades de cunho depressivo	
Estação:	Inverno e primavera	

OS SETE TECIDOS

Há sete caminhos principais através dos quais o corpo recebe sua nutrição. Quando esses caminhos estão desbloqueados e não sofrem a perda de energias sutis, a saúde e o crescimento podem ser conservados; caso contrário, pode sobrevir a doença. Os Sete Tecidos são o plasma, o sangue, os músculos, o tecido adiposo, os ossos, a medula óssea e o líquido seminal. Cada um desses tem de existir no corpo segundo uma proporção correta. Se houver excesso de tecido adiposo, por exemplo, disso podem resultar a obesidade, a fadiga, a debilidade sexual e a letargia. Entretanto, se não houver tecido adiposo em quantidade suficiente, as unhas e os dentes podem ficar quebradiços, as articulações podem sofrer fraturas e a pessoa pode definhar até morrer.

OS TRÊS RESÍDUOS DO CORPO

O corpo se livra de seus resíduos sob três formas: urina, fezes e suor. É sob essas formas que ocorre a eliminação do calor e das substâncias tóxicas, e é imprescindível que os caminhos de eliminação estejam livres e desobstruídos. Os movimentos intestinais e a eliminação de urina devem ser regulares, e a pessoa deve suar quando se aplicar a exercícios físicos.

O FOGO DIGESTIVO

Quando o fogo digestivo é suficiente, o corpo funciona bem, mediante a produção da quantidade correta de calor para realizar a digestão sem destruir os nutrientes. Além disso, esse calor destrói as toxinas que poderiam, do contrário, acumular-se. O fogo digestivo tem todas as características do elemento Fogo: é **quente, seco, leve, móvel, sutil e agudo**. Há quatro graus de fogo digestivo: alto, baixo, variável e equilibrado. Como seria de se esperar, o equilibrado é o melhor dos quatro.

Fogo (Tripa)

As pessoas de tipo Fogo geralmente têm um fogo digestivo forte; sua digestão é vigorosa e seu apetite, bom.

Água (Bagan)

Os tipos de Água (Bagan) geralmente têm um fogo digestivo baixo, que torna o metabolismo mais lento e provoca a tendência de aumento de peso.

Ar (Lung)

No caso dos tipos de Ar (Lung), o fogo digestivo é variável, dependendo da dieta, do comportamento e do estado de espírito da pessoa. Por isso, às vezes a digestão delas é bastante ativa, ao passo que em outros momentos é fraca.

3
O Teste Tibetano de Tipologia Constitucional

AS QUATRO ETAPAS BÁSICAS DO SEU PLANO DE SAÚDE

O primeiro passo para a formulação do seu plano de saúde consiste em saber o máximo possível a seu próprio respeito. Você precisa fazer uma revisão cuidadosa do seu histórico médico — os problemas de saúde passados ou presentes e, por fim, a sua tipologia constitucional. O teste tibetano de tipologia constitucional é uma técnica eficaz de avaliação para a determinação do seu tipo.

A segunda etapa consiste em saber qual tipo de comportamento (mental, físico e de comunicação) é o mais apropriado e o mais saudável para a sua tipologia constitucional. Estudando as recomendações de comportamento delineadas neste livro, você pode começar a formular um plano de saúde. O plano precisa ser constantemente atualizado e modificado à medida que você cresce, muda e amadurece.

A terceira etapa está em saber qual o tipo de nutrição mais saudável para você. O Capítulo 5 esclarece quais são os alimentos saudáveis, quanto você deve comer e como deve preparar e combinar as ervas e os temperos para criar uma dieta equilibrada.

A quarta etapa consiste em fazer um planejamento realista. Existem metas de saúde gerais, comuns a todos os seres humanos, e existem as metas específicas ou individuais. Uma das metas comuns, à qual todos nós aspiramos, é o gozo prolongado da boa saúde. Provavelmente, as metas comuns mais básicas são uma boa saúde geral e o aumento do tempo de vida. Já as metas de saúde individuais dizem respeito a cada pessoa. Além das metas comuns de boa saúde e vida longa, você terá de pensar em questões específicas de saúde, como (por exemplo) o excesso de peso, um problema de hipertireoidismo, um metabolismo fraco ou uma disfunção hormonal. Esses problemas vão tornar-se a base das suas metas específicas de saúde. Além das diretrizes dadas por este livro para o seu plano de saúde geral, você precisa desenvolver uma estratégia que leve em conta suas condições individuais de saúde.

Para muitos, as metas de saúde acima mencionadas só têm sentido no contexto de metas psicológicas e espirituais. Qual é o sentido de se ter um corpo saudável e robusto? Será que tudo se resume a atender às nossas necessidades físicas e psicológicas e se sentir bem, ou será que a nossa pessoa única e singular tem outras responsabilidades e outras dimensões?

AS TIPOLOGIAS CONSTITUCIONAIS

O teste de tipologia constitucional consiste em duas partes principais: uma para determinar o tipo corporal e outra para determinar o perfil psicológico. O teste de tipologia constitucional é suficientemente simples e seu objetivo é o de dar a você uma imagem geral da sua pessoa. Além de ajudar você a elaborar seu programa de saúde, o teste de tipologia constitucional pode colaborar imensamente para determinar a linha de tratamento caso ocorra algum distúrbio mais grave. Por exemplo: se uma pessoa de Ar (Lung) e uma pessoa de Fogo (Tripa) ambas sofrem dos mesmos sintomas não específicos, como dores de cabeça, constipação, tonturas, etc., o médico tibetano vai considerar que o paciente de Ar (Lung) está sofrendo de um mal mais severo do que o de Fogo (Tripa), muita embora os sintomas sejam os mesmos. Isso porque o tipo de Ar (Lung) é intrinsecamente mais ansioso e mais tenso do que o de Fogo (Tripa), e por isso, nele, esses sintomas de estresse têm um sentido estrutural mais profundo e mais possibilidade de criar distúrbios psicológicos graves do que no tipo de Fogo. No Tibete, muitos pacientes conhecem seu tipo constitucional e, quando chegam ao médico, a primeira coisa que fazem é dizer qual é o seu tipo.

Para avaliar o seu tipo corporal, é importante determinar em primeiro lugar qual é o tipo de corpo predominante na sua sociedade. Existem sete tipos de corpos, freqüentemente resumidos aos três primeiros. As três tipologias principais são Ar (Lung), Fogo (Tripa), e Água (Bagan), que correspondem respectivamente aos tipos ectomórfico, mesomórfico e endomórfico. Os outros quatro tipos são combinações desses três.

Tipo de Ar (Lung) ou Ectomórfico

Corpo: Alto e magro, com tronco curto, membros longos e pescoço fino e alongado

Rosto:	Crânio pequeno e alongado; testa estreita, nariz fino e orelhas de abano; predominância de olhos claros; cabelos claros, finos e macios
Peito:	Ombros estreitos e caídos; peito estreito e deprimido, com clavículas salientes
Abdômen:	Pequeno, achatado e duro
Membros:	Finos e alongados
Órgãos Genitais:	Pênis longo e fino e escroto alongado; vagina pouco desenvolvida, seios pequenos; menstruação irregular e problemas menstruais prolongados
Músculos:	Geralmente fracos, com circulação deficiente
Pele:	Seca, áspera e descorada
Funções Corporais:	As respostas musculares, nervosas e sensoriais aos estímulos são rápidas, mas efêmeras; o corpo tem baixa resistência e tende a exaurir-se rapidamente. A função fisiológica predominante é a do sistema nervoso; o tubo digestivo é altamente sensível às influências externas; o impulso sexual é flutuante, embora normalmente seja fraco

Tipo de Fogo (Tripa) ou Mesomórfico

Corpo:	Forte, com boa musculatura e bom tônus geral; bem proporcionado, altura média
Rosto:	Crânio curto com testa larga, sobrancelhas salientes, nariz arredondado, olhos escuros e cabelos grossos e ásperos
Peito:	Bem desenvolvido e bem proporcionado
Abdômen:	Pequeno, com boa musculatura
Membros:	Bem proporcionados e fortes
Órgãos Genitais:	Pênis grosso e bem desenvolvido, escroto contraído e duro; os órgãos femininos são fortes e de tamanho médio
Músculos:	Compactos e fortes, com boa circulação
Pele:	Elástica e grossa, compleição mais escura
Funções Corporais:	As respostas musculares, nervosas e sensoriais aos estímulos são rápidas e prolongadas; a resistência é boa. As principais atividades fisiológicas são as das glândulas endócrinas e dos órgãos secretores. Nas mulheres, a menstruação, a gravidez e o parto são geralmente normais. Este tipo tem o melhor físico

Tipo de Água (Bagan) ou Endomórfico

CORPO:	Músculos fracos, ossos fortes, tônus mediano; físico baixo e pesado, com tendência a reter líquidos e gordura
ROSTO:	Cabeça grande alongada com testa estreita, olhos pequenos, pálpebras grossas, nariz largo e lábios grossos, pescoço curto e pesado, cabeleira macia e cheia
PEITO:	Peito e ombros arredondados
ABDÔMEN:	Grande e macio
MEMBROS:	Grossos e curtos
ÓRGÃOS GENITAIS:	Pênis grosso e curto, escroto pesado e grosso; os órgãos femininos são bem desenvolvidos; tendência a ter menstruação pesada
MÚSCULOS:	Macios e flácidos, com circulação deficiente
PELE:	Pálida e macia
FUNÇÕES CORPORAIS:	As respostas musculares, nervosas e sensoriais aos estímulos são lentas e letárgicas; a resistência é moderada. As principais atividades fisiológicas são as dos sistemas linfático e digestivo

É improvável que uma determinada pessoa tenha *todas* as características de um dos três tipos corpóreos. Para determinar seu tipo corpóreo, verifique se as suas principais características faciais, de peso e altura combinam com as de um dos três tipos. Nesta avaliação, o critério para a determinação do seu tipo corporal deve ser uma típica pessoa de Fogo (Tripa) do meio social em que você vive. Assim, será possível chegar a uma avaliação mais precisa.

PERFIS PSICOLÓGICOS

A segunda parte do teste envolve uma descrição dos traços de personalidade de cada um dos três tipos.

Perfil Psicológico de Ar (Lung)

HUMOR:	Depressivo, ansioso; o humor muda de um extremo para o outro — da depressão à euforia, do amor ao ódio, da compaixão ao desprezo.

VONTADE:	É idealista, mas poucas vezes leva uma tarefa a cabo, em geral devido à falta de auto-estima e de confiança. Emocionalmente instável e facilmente afetado pelas situações e circunstâncias.
EGO:	O egoísmo é muitas vezes a característica principal da sua constituição psicológica, pois sente-se ameaçado pelos outros (especialmente pelos tipos de Tripa), dos quais sente inveja e os quais considera mais fortes e mais amadurecidos.
INTELIGÊNCIA:	É muito inteligente e rápido para aprender, mas não tem espírito prático.
EMOÇÃO:	É cheio de desejos e apegado, o que muitas vezes o deixa frustrado ou com medo da rejeição e da perda. O prazer e a dor são as principais preocupações sensoriais.
DESVIOS:	Medo e complexos envolvendo a atividade sexual e o sexo oposto, que muitas vezes resultam em desvios sexuais ou espirituais. As mulheres geralmente não têm sentimento maternal e, muitas vezes, não querem ficar grávidas nem passar pelo parto.

Perfil Psicológico de Fogo (Tripa)

HUMOR:	Agressivo, excitável, impulsivo, materialista, prático, calculista e freqüentemente autoritário.
VONTADE:	Muita força de vontade; otimista; gosta de ter o controle das situações e preza a organização; muda constantemente para se pôr à altura das situações vistas como ameaçadoras.
EGO:	Forte sensação do eu como uma estrutura permanente que é fortalecida pelo poder, pelo sexo e pela riqueza. Tem um ar de confiança e solidez que se manifesta até mesmo nas conversas banais. Evita os assuntos espirituais ou rejeita-os, considerando-os tolos e etéreos; muda de assunto toda vez que as conversas o lembram da impermanência do mundo.
INTELIGÊNCIA:	Calculista e compulsivo; os parâmetros do seu pensamento são os fins e os meios, as seqüências e a ordem das etapas da realização de uma função. Vive constantemente em busca de um modelo, um ponto

	de referência com o qual possa se comparar, a fim de ter certeza de que está indo bem.
Emoção:	A inveja e o ciúme são sentimentos profundamente arraigados, e todo o seu comportamento gira em torno dessas emoções. Não sabe perder; pode mostrar-se agressivo quando sua visão de mundo é ameaçada. O excelente juízo que faz de si mesmo e da sua própria importância se faz ver na preocupação com a aparência e com o corpo. Provavelmente é o tipo mais saudável e é dotado de uma grande quantidade de energia que, infelizmente, costuma ser desperdiçada. É fisicamente saudável, mas seu sistema imunológico pode ser fraco, pois a pessoa vive a sobrecarregar seu corpo e a gastar sua energia; mesmo as pequenas infecções podem representar sérias ameaças.
Desvios:	Um narcisismo sádico e furioso, com um comportamento egocêntrico e autocondescendente.

Perfil Psicológico de Água (Bagan)

Humor:	Cordial, estável, tranqüilo, vivaz, despreocupado e amante dos prazeres.
Vontade:	Vontade fraca, voltada para o lazer; é lento para captar idéias; resiste à mudança e a pôr as idéias em prática; vai adiando as coisas e deixando-as para a última hora.
Ego:	Não tem características marcantes; a idéia do eu gira em torno do conforto e da vida num ambiente pacífico.
Inteligência:	Mediana; não tem grandes aspirações.
Emoção:	Resiste a todas as grandes mudanças nas situações da vida; adere rigidamente ao *status quo*; manifesta uma apática neutralidade e não reage às novas idéias e estímulos; sua principal preocupação é a nutrição; seus padrões de comportamento são os que mais se assemelham aos de um tipo "primitivo". Embora sua aparência seja impressionante e ele seja caloroso, franco e sem hipocrisia, compreensivo e de bom coração, por outro lado tem idéias fixas e se vê sempre como uma pessoa perfeitamente justa, o modelo universal do ser humano. A louça suja se acumula, as tarefas

	ficam por fazer e os relacionamentos pessoais e íntimos são negligenciados.
Desvios:	Prazer e diversão; excessos alimentares; os desvios sexuais são mínimos.

O TESTE TIBETANO DE TIPOLOGIA CONSTITUCIONAL

As primeiras sete seções deste teste dizem respeito às características físicas e influências ambientais. As seções restantes dizem respeito, sobretudo, aos componentes psicológicos e espirituais da pessoa. Diversas perguntas dessas seções tratam dos aspectos mais sombrios da natureza humana a fim de obter uma avaliação mais precisa. As perguntas não têm a intenção de sugerir que esses aspectos da personalidade sejam deficiências negativas das quais você sofre.

Instruções

Para responder às perguntas de cada seção, faça uma marca junto à letra que precede a resposta que você escolheu. O teste não deve ser feito quando você estiver sob tensão ou estiver sofrendo de qualquer tipo de doença.

SEÇÃO I.

Ág — *Você tem entre 5 e 20 anos de idade?*
   Sim
   Não
Fo — *Você tem entre 20 e 60 anos de idade?*
   Sim
   Não
Ar — *Você tem mais de 60 anos de idade?*
   Sim
   Não

SEÇÃO II.

Qual é o tipo de corpo que mais se parece com o seu?
Ar — Ar (Lung) ou Ectomórfico
Fo — Fogo (Tripa) ou Mesomórfico
Ág — Água (Bagan) ou Endomórfico

SEÇÃO III.

Qual dos seguintes climas ou ambientes mais favorece a sua saúde?
Ar — um clima quente e moderadamente seco
Fo — Um clima frio e úmido
Ág — Um clima frio e seco

Qual dos seguintes climas não é, em geral, favorável à sua saúde?
Ar — Um clima frio e seco
Fo — Um clima quente e seco
Ág — Um clima frio e úmido

SEÇÃO IV.

Qual das seguintes estações é a mais favorável à sua saúde?
Ar — Outono
Fo — Inverno e primavera
Ág — Verão

Qual das seguintes não é favorável à sua saúde?
Ar — Verão
Fo — Outono
Ág — Inverno e primavera

SEÇÃO V.

Qual é a fase de um dia normal (para você) em que você se sente melhor no que diz respeito ao corpo e à saúde?
   Ar — À tarde, do meio-dia às três horas, e à noite, da meia-noite às duas da manhã
   Fo — De manhã, das oito às onze, e à noite, das oito à meia-noite
   Ág — De manhã cedo, antes das sete, e à tardinha, das cinco da tarde às oito da noite
(Essas horas variam de pessoa para pessoa; por isso, considere também uma hora a mais ou a menos.)

Qual é a fase de um dia normal (para você) em que você não se sente cem por cento?
   Ar — De manhã cedo, antes das sete, e à tardinha, das cinco da tarde às oito da noite
   Fo — À tarde, do meio-dia às três horas, e à noite, da meia-noite às duas da manhã
   Ág — De manhã, das oito às onze, e à noite, das oito à meia-noite

SEÇÃO VI.

Quando é que, em geral, você se sente melhor?
Ar — Logo depois de comer
Fo — Duas a quatro horas depois de fazer sua refeição normal
Ág — De estômago vazio e depois de comer refeições muito pequenas e leves

Quando é que, em geral, você se sente pior?
Ar — De estômago vazio
Fo — Logo depois de comer
Ág — Duas a quatro horas depois de fazer sua refeição normal

SEÇÃO VII.

Constitucionalmente, qual é a parte do seu corpo que parece mais fraca e mais suscetível a ferimentos e doenças?
Ar — A parte inferior do corpo (o corpo inteiro abaixo do umbigo, pernas e pés inclusive)
Fo — A parte mediana do corpo (o corpo inteiro entre o coração e o umbigo)
Ág — A parte superior do corpo (o corpo inteiro acima do coração, a cabeça inclusive)

Constitucionalmente, qual é a parte do seu corpo que parece mais forte e mais saudável?
Ar — A parte mediana do corpo
Fo — A parte superior do corpo
Ág — A parte inferior do corpo

Qual é o tipo de exercício que você prefere?
Ar — Exercícios leves, feitos sem regularidade
Fo — Exercícios competitivos e vigorosos, feitos regularmente e com bastante zelo
Ág — Não gosto de fazer exercícios

Como é o seu sono?
Ar — Perturbado
Fo — Não preciso de muito sono
Ág — Pesado e prolongado

Quando se vê sob tensão, quais dos seguintes sintomas você tende a apresentar?

Ar	**Fo**	**Ág**
Tensão muscular	Dores localizadas	Torpor e sensação de peso
Dor de cabeça de tensão	Enxaqueca	Sonolência
Zumbido nos ouvidos	Náuseas	Mãos e pés frios
Hiperventilação	Calores no corpo	Preguiça
Gases	Acidez estomacal	Sensação de estômago cheio
Constipação	Diarréia	Má digestão

(É provável que você experimente sintomas das três categorias; entretanto, escolha somente o conjunto de sintomas que parece ser o mais notável e o que mais se apresenta.)

SEÇÃO VIII.

Quais dos seguintes sintomas psicológicos você costuma apresentar quando se vê sob tensão?

Ar	**Fo**	**Ág**
Nervosismo/Ansiedade	Raiva	Resistência
Inquietude	Agressividade	Negação da realidade
Preocupações constantes/ Cismas	Irritabilidade	Deixa tudo para depois
Pensa demais	Comportamento brusco e despótico	Fica quieto no seu canto
Curte o sofrimento	Violento	Silencioso e macambúzio
Aborrece-se facilmente	Qualquer coisa o deixa fora de si	Mente fechada
Mudanças de humor	Ciumento e invejoso	Confuso, esquecido

(É provável que você experimente sintomas das três categorias; por isso, procure escolher a categoria que contém os sintomas mais significativos para você.)

SEÇÃO IX.

Os sintomas emocionais que você geralmente sente:

Ar	**Fo**	**Ág**
Entusiasmo	Agressividade	Sentimento de estabilidade e sedação
Cobiça	Sede de vingança	Dissimulação
Pretensão	Inveja	Indiferença

(Responda a esta pergunta como respondeu à da Seção VIII.)

SEÇÃO X.

Como é o sistema de crenças que você geralmente segue?
Ar — Abstrato, emotivo e intenso
Fo — Concreto, orientado para a realização material
Ág — Genérico ou nenhum

SEÇÃO XI.

Como é a sua capacidade de concentração?
Ar — Distraio-me facilmente e não consigo me concentrar em nenhum objeto por tempo suficiente (com exceção de objetos sexuais)
Fo — Minha concentração é boa, especialmente em objetos e objetivos de cunho material
Ág — Tenho pouca concentração, devido à obtusidade e à indiferença

SEÇÃO XII.

Como é a sua prática espiritual?
Ar — É muito importante para você
Fo — Não é essencial
Ág — Você sabe que é importante, mas não pratica

Como Determinar seu Tipo

Veja quantas letras **Ar**, **Fo** e **Ág** você marcou. A que tiver sido marcada em maior número indica qual é a sua principal tipologia constitucional. A segunda maior indica sua tipologia secundária.

Se você tiver marcado 20 **Ar** e 16 **Fo**, por exemplo, sua tipologia constitucional é Ar-Fogo (Lung-Tripa).

4
Diagnóstico

INTRODUÇÃO

No Ocidente, quando falamos sobre diagnóstico, partimos do pressuposto de que o paciente já tem uma queixa ou uma doença manifestas. O trabalho do médico, nesse caso, consiste em combinar os sintomas de que o paciente reclama com os sintomas que ele mesmo, o médico, encontra, e associá-los todos a um distúrbio específico. Na medicina tibetana, porém, concebemos o diagnóstico como uma medida do equilíbrio entre os órgãos vitais do corpo e os sistemas que os regem. Usando o modelo dos três humores e da polaridade quente-frio, o médico tibetano analisa o problema do paciente mediante um controle cuidadoso da interação entre os diversos órgãos e funções do corpo.

Para determinar qual é a condição do corpo em geral, precisamos observar os mínimos detalhes do corpo do paciente, a começar pelos olhos, pela língua, pelos ouvidos, pelo nariz e pela pele; apalpamos então o abdômen, apertamos os pontos de acupressura e examinamos os resíduos excretados pelo corpo, como a saliva, as fezes e a urina. Depois de formar uma idéia muito clara do estado geral do paciente, o médico começa a fazer perguntas sobre a sua queixa específica. Os sinais descobertos por meio do sistema de diagnóstico e os sintomas dos quais o paciente se queixa são cuidadosamente avaliados à luz de um conhecimento de sintomatologia e de distúrbios específicos. Essa parte da avaliação — a observação dos sinais e sintomas e a sua correta inserção no quadro geral de classificação das doenças — é importantíssima e mesmo essencial, sobretudo para os diagnósticos diferenciais. Sem uma boa formação em sintomatologia e patologia geral, o médico é simplesmente incapaz de fazer um diagnóstico rápido e correto numa situação de emergência clínica.

A etapa seguinte consiste em organizar as informações clínicas assim reunidas para garantir que não haja incoerência entre elas e a linha de avaliação seguida pelo médico. Se o pulso indica uma inflamação, por exemplo, as características da urina, dos olhos e da língua, bem como as respostas do paciente ao questionário administrado pelo médico, devem indicar igualmente uma inflamação. Quando tal não ocorre — quando, por exemplo, a urina indica inflamação mas o pulso, não —, ambas as fontes de diagnóstico devem ser reexaminadas para uma possível identificação de desequilíbrios transitórios e superficiais ou outras complicações. Pode haver diversos fatores patológicos ou mesmo constitucionais que expliquem a incoerência, e o trabalho do médico consiste, nessa etapa, em descobrir o que está acontecendo. A descoberta de um desequilíbrio frio transitório, como uma indigestão, por exemplo, pode ser responsável pela diferença entre as características clínicas da urina e do pulso.

Em última análise, a capacidade do médico de questionar com eficiência o paciente, organizar as informações obtidas e interpretar os sinais e sintomas de que o cliente se queixa é o mais importante e crucial de todos os procedimentos de diagnóstico. Caso contrário, pela mera tomada de pulso, estudo da urina e exame do corpo, o médico pode deixar escapar uma parte do quadro clínico total e chegar a um diagnóstico incorreto ou mesmo incompleto. Os procedimentos de diagnóstico, além de servir para a determinação de um desequilíbrio ou de uma condição patológica, também podem ser usados para avaliar o estado de saúde de qualquer pessoa a qualquer momento. A observação cotidiana do pulso, da urina, da língua, do rosto, dos olhos, dos lábios e da pele nos dá indícios sobre a condição atual do corpo. A regularidade dessas observações permite que os desequilíbrios e sintomas patológicos sejam detectados desde cedo e a pessoa possa tomar medidas preventivas.

Para fazer um diagnóstico eficaz, porém, o médico precisa ser sensível e perceptivo. Não só tem de ter olhos argutos, olfato apurado e dedos sensíveis, como também tem de ter uma apurada capacidade de avaliar as pessoas por meio das suas expressões e seus gestos, do modo pelo qual se vestem, se sentam e relacionam-se com o médico e com os outros. Essa capacidade não é fácil de adquirir nem pode ser totalmente transmitida de uma pessoa a outra, pois o praticante precisa estar verdadeiramente envolvido com o que está fazendo; precisa sentir a dor de seus pacientes e identificar-se interiormente com eles. Só então o paciente vai se abrir de maneira nova e fornecer novas intuições sobre sua doença e suas emoções.

Essas capacidades são essenciais para o médico tibetano, pois é ele, em última análise, o único responsável pelo tratamento do seu paciente. Não dispõe de sofisticadíssimos sistemas de apoio, como laboratórios de alta tecnologia ou funcionários treinados para levar a cabo exames e procedimentos de diagnóstico complexos e altamente dispendiosos. O médico tibetano depende unicamente de si mesmo, da sua formação e do seu amor pelos pacientes.

O PROCEDIMENTO TIBETANO DE DIAGNÓSTICO

Como é diagnosticada a doença do paciente e quais são os procedimentos seguidos pelo médico tibetano quando um paciente entra em seu consultório? Eis um resumo dos procedimentos e etapas de diagnóstico.

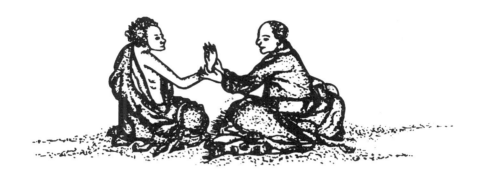

1. EXAME DO PULSO DA ARTÉRIA RADIAL EM AMBOS OS PULSOS DO PACIENTE

2. EXAME DA URINA DO PACIENTE SOB UMA LUZ FORTE E CLARA

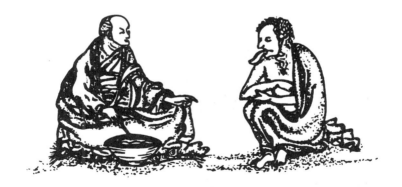

3. EXAME FÍSICO
- Exame dos cinco órgãos sensoriais
    1. Língua
    2. Olhos
    3. Ouvidos

    4. Nariz e Lábios
    5. Pele

- Relação funcional entre os cinco sentidos e seus objetos
    1. Paladar
    2. Formas e cores
    3. Sons
    4. Odores
    5. Sensações

- Exame das cinco matérias excretadas
    1. Saliva
    2. Vômito
    3. Urina
    4. Composição do sangue
    5. Fezes

- Exame do abdômen e dos pontos de acupressura
    1. Apalpação do abdômen
    2. Sensação dos pontos de acupressura

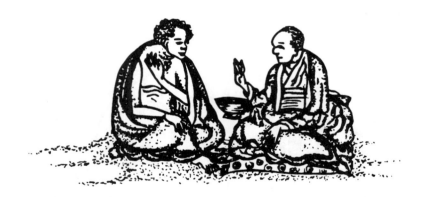

4. QUESTIONÁRIO E HISTÓRICO
- Perguntas sobre a dieta
- Perguntas sobre o comportamento e as estruturas psicológicas e emocionais
- Perguntas sobre as reações aos medicamentos

– *Diagnóstico* –

COMO TOMAR O PULSO

Usando os sentidos como uma extensão de sua inteligência, o médico tibetano aprende a sondar o mundo interior de seus pacientes. Usando os olhos, os ouvidos e o olfato, ele estuda e avalia o sentido das manifestações superficiais das ocorrências interiores do corpo. Quando toma o pulso do paciente, ele entra em contato ainda mais profundo com o corpo humano e com a circulação da energia e do sangue que, por sua vez, já passaram por todas as partes do corpo. Aplicando diversos graus de pressão e sentindo a artéria radial do paciente em posições específicas, ele é capaz de avaliar as funções do corpo em geral e, além disso, ganha acesso às atividades de órgãos e sistemas específicos. O pulso tem muito a nos dizer sobre o paciente e seu estado, mas nem sempre confere, por si mesmo, um diagnóstico de precisão absoluta. É preciso aprender a distinguir o verdadeiro do falso mediante a organização e a interpretação dos dados obtidos mediante outros pontos de diagnóstico, como a língua, a urina, a saliva, a pele, etc., a fim de se chegar à resposta correta. Tomemos, por exemplo, o caso de um paciente nas seguintes condições:

    Sintomas: Febre, dores nas articulações, boca seca

    Sinais: Pulso lento, fraco e rarefeito, indício de uma afecção fria não-inflamatória

Como os sintomas indicam uma inflamação e o pulso indica uma afecção não-inflamatória, é preciso examinar outras modalidades para chegar a um diagnóstico correto.

SINTOMAS FÍSICOS:

    Urina: Turva, escura e malcheirosa

    Língua: Vermelha e seca

    Olhos: Rosto avermelhado; a aplicação de pressão causa dor

QUESTIONÁRIO:

    Dieta: Alimentos calorígeros, como especiarias, carne, vinho e comidas gordurosas e oleosas, provocam desconforto e agravam a doença. Alimentos frios, como saladas, legumes da família das aolanáceas (tomate, pimentão, batata, etc.), cereais, água e coalhada, geram alívio.

Reações sazonais: No começo do verão, no outono e à tarde, a doença se agrava. No inverno, na primavera, de manhã e à noite, ela melhora.

Comportamento: As atividades que exigem extremo esforço, a ira e o comportamento agressivo fazem piorar a doença.
O relaxamento, o descanso e as atividades suaves ou frias a aliviam.

O diagnóstico final, com base nos sinais e sintomas acima descritos: Distúrbio inflamatório primário de caráter quente ou frio, como um possível distúrbio frio secundário.

O que o pulso nos diz:
1. Dá uma idéia do padrão habitual de saúde da pessoa
2. Detecta todo e qualquer desvio em relação a esse padrão

Como ele faz isso?
1. Define a localização das áreas importantes do corpo (superior, mediana e inferior)
2. Define a fisiologia do corpo em qualquer ponto determinado (sangue, energia e órgãos)
3. Define as seguintes funções: circulação, respiração, digestão e sistema nervoso
4. Define as características individuais de normalidade:

Ritmo da pulsação: Depende da idade
Volume: Depende da predisposição constitucional
Profundidades: Superficial e profunda
Força: Depende da estatura física
Relação: As partes do pulso sob cada uma das pontas dos dedos devem estar equilibradas e homogêneas

Condições para se Tomar o Pulso

O pulso pode revelar informações constitucionais e patológicas sobre o paciente. Para se obter informações sobre a constituição, é preciso que o paciente esteja basicamente saudável, uma vez que, se estiver num estado patológico grave, o médico terá extrema dificuldade para tomar-lhe o pulso com precisão. Faça com que o paciente fique tranqüilo e respire normalmente. Para evitar toda tensão e todo incômodo, sentem-se ambos em cadeiras da mesma altura e coloque uma almofada sob o braço do paciente. Antes da tomada do pulso, é de rotina que o cliente seja questionado acerca de quaisquer padrões anormais de dieta ou de comportamento nos três dias anteriores, uma vez que todos esses fatores podem facilmente afetar o pulso.

Método para Tomar o Pulso

O pulso é tomado em ambas as artérias radiais dos pulsos do paciente, primeiro um e depois o outro. O médico toma o pulso esquerdo do paciente com a mão direita, e seu pulso direito, com a mão esquerda. O pulso deve ser tomado, em cada braço, da posição distal para a proximal (ver os diagramas). O médico faz uso de duas posições principais. A primeira é a superficial, que consiste em exercer a mínima pressão das pontas de seus três dedos intermediários (indicador, médio e anular) sobre a superfície da pele da artéria radial — pressão apenas suficiente para sentir o pulso no nível da pele. O médico conserva a pressão por dez segundos ou mais, e é importante que assim faça, uma vez que, nesse nível, pode levar algum tempo para captar a pulsação. Se, no nível superficial, o batimento for de natureza forte, volumosa e variável, é preciso tomar o pulso por mais algum tempo a fim de determinar o seu verdadeiro caráter. Isto é importantíssimo, pois, às vezes, o pulso parece inicialmente forte e volumoso e, com o tempo, muda para um batimento mais denso e mais consistente.

A tomada do pulso profundo é semelhante à superficial, exceto pelo fato de que o médico aplica uma pressão suficiente para sentir o batimento no nível dos ossos e músculos do pulso. Note que a pulsação profunda é diferente, pois refere-se ao diagnóstico dos órgãos internos, e não dos órgãos superficiais, como a pele e os músculos.

OS DEDOS DA MÃO ESQUERDA DO MÉDICO:

	Superior	Inferior
Indicador:	pulmões	intestino grosso
Médio:	fígado	vesícula biliar
Anular:	rim direito	bexiga

OS DEDOS DA MÃO DIREITA DO MÉDICO:

	Superior	Inferior
Indicador:	coração	intestino delgado
Médio:	baço	estômago
Anular:	rim esquerdo	órgãos reprodutivos

TIPOS DE PULSO

Pulso Saudável

O pulso saudável bate cinco vezes durante um ciclo respiratório (inalação e exalação), ou cerca de 75 vezes por minuto, ou seja, de cinco a seis batimentos a cada cinco segundos. A pulsação, sob os dedos do médico, deve ser uniforme quanto ao ritmo, à profundidade, ao volume, à forma, à força e à tensão. Qualquer incoerência no pulso indica algum desequilíbrio ou distúrbio. Se a pulsação, quanto à tensão, for dura e tensionada, isso é sinal da presença de um distúrbio inflamatório ou quente, mesmo que as outras características clínicas do pulso — o ritmo, a profundidade, a forma e a força — estejam uniformes.

Como o pulso é facilmente afetado por fatores transitórios, como a respiração, o esforço físico, o alimento e a tensão, o médico deve dedicar pelo menos quatro ou cinco minutos à tomada do pulso. Com isso, as pontas dos dedos podem reconhecer os batimentos superficiais e distingui-los do verdadeiro pulso, que aos poucos pode ser captado.

Pulso Doente

O pulso doente é determinado em três níveis: o nível geral ou nível dos humores (superficial), o nível do calor ou frieza (médio) e o nível dos órgãos específicos (profundo).

OS SEIS PULSOS HUMORAIS GERAIS DO DESEQUILÍBRIO

Estes seis pulsos são tomados pelo médico com todos os seus dedos e determinam o quanto o estado do paciente está desviado do seu estado normal de saúde. Ao mesmo tempo que indicam desequilíbrios e estados patológicos, os pulsos humorais nos falam sobre as condições gerais da pessoa e indicam todo e qualquer estado que possa levar, no futuro, a um distúrbio. Com isso, a pessoa pode tomar medidas preventivas para evitar um tal distúrbio. Os seis pulsos são Vento (Ar), Bile (Fogo), Fleuma (Água), Vento-Bile (Ar-Fogo), Fleuma-Vento (Água-Ar) e Fleuma-Bile (Água-Fogo).

Pulso Geral de Vento (Ar)

No nível superficial ou nível da pele, o pulso é percebido com facilidade (às vezes bem forte, outras vezes um pouco mais fraco). Entretanto, quando se aplica pressão, a pulsação instantaneamente cessa por completo e só volta a bater quando a artéria radial é liberada. Qualquer resistência à pressão indica um estado contrário.

Pulso Geral de Bile (Fogo)

Este tipo de pulso é fino (rarefeito) e rápido no nível superficial e fica mais denso e tensionado no nível profundo. Em geral, o ritmo é de mais de sete batimentos a cada cinco segundos.

Pulso Geral de Fleuma (Água)

O pulso de fleuma quase não se faz sentir no nível superficial; no nível profundo, revela-se como um pulso lento e fraco. A pulsação é de menos de cinco batimentos a cada cinco segundos.

Pulso de Vento-Bile (Ar-Fogo)

O pulso de vento-bile apresenta características dos pulsos gerais de vento e de bile. É rápido (mais de seis batimentos a cada cinco segundos) e um pouco fino (rarefeito) no nível superficial. Quando se aplica pressão, pára instantaneamente. Quando se soltam os dedos da artéria, o pulso volta a bater em sua velocidade original.

Pulso de Fleuma-Bile (Água-Fogo)

O pulso de fleuma-bile é lento e fraco no nível superficial, como o pulso geral de fleuma; entretanto, no nível profundo, é tensionado e duro e bate um pouco mais rápido.

Pulso de Fleuma-Vento (Água-Ar)

Este tipo de pulso é lento e fraco no nível superficial e pára quando se aplica pressão à artéria. O ritmo da pulsação é, em geral, de menos de seis batimentos a cada cinco segundos.

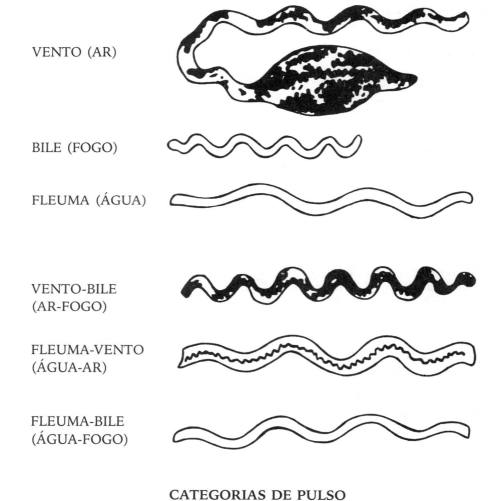

CATEGORIAS DE PULSO

OS PULSOS GERAIS DO DESEQUILÍBRIO ENTRE CALOR E FRIO

Este tipo de pulso é tomado entre os níveis superficial e profundo. Revela a circulação do sangue. A seguir, os doze principais pulsos do desequilíbrio entre calor e frio:

Característica	Desequilíbrio Frio	Desequilíbrio Quente
Força	Fraca	Forte
Profundidade	Superficial	Profunda
Volume	Declinante	Latejante
Ritmo	Lento	Rápido
Forma	Solta	Tensa
Tensão	Vazia	Dura e tensionada

COMO ANALISAR A URINA

A cura é uma ciência e uma arte extremamente pessoal — o encontro de duas mentes que se unem para resolver um problema físico e emocional. As diferentes formas de diagnóstico do sistema tibetano são recursos extremamente úteis para descobrir qual é esse problema. Como evidencia claramente a seção sobre o diagnóstico pelo pulso, as habilidades básicas podem ser aprendidas com facilidade e numa profundidade suficiente para poderem ser usadas como recursos com os quais a própria pessoa pode acompanhar seu estado de saúde. A análise da urina é usada para confirmar as constatações feitas pela tomada do pulso; para captar os fatores deixados de lado na tomada do pulso; e, enfim, para determinar a linha de tratamento. Como no diagnóstico pelo pulso, vou apresentar as etapas básicas da análise da urina para que você as use para fazer o autodiagnóstico. As habilidades básicas poderão ser adquiridas depois de alguns meses de prática e observação; entretanto, para que essas técnicas sejam usadas para a prática profissional da medicina, são necessários anos de estudo e experiência e a supervisão de uma pessoa qualificada.

Condições para a Análise da Urina

Para tomar seu pulso ou analisar sua urina, você precisa seguir certas prescrições dietéticas e de comportamento por pelo menos dois ou três dias. Essas prescrições resumem-se em evitar todo comportamento anormal e quaisquer anomalias dietéticas. Não coma demais nem se dedique em excesso a uma única atividade durante dois ou três dias. Acima de tudo, não coma, não beba e não faça nada que você não costuma comer, beber ou fazer. Se você normalmente não come carne, por exemplo, não coma carne durante dois ou três dias.

Uma vez que a composição da urina muda de acordo com a sua dieta e o seu comportamento, todo alimento ingerido em excesso e toda forma de comportamento praticada em excesso vão fazer mudar a urina e impedir você de fazer uma análise correta.

Prescrições a Serem Observadas antes de Examinar a Urina

Devem-se evitar os alimentos que despertam a sensibilidade do seu tipo constitucional:

Alimentos (ou Comportamentos) Caracterizados pelo Excesso de Ar (Lung):

- Alimentos leves, móveis, secos e amargos, como verduras cruas de cor verde-clara
- Chá forte
- Tensão intensa

Alimentos Caracterizados pelo Excesso de Fogo (Tripa):

- Alimentos pesados, úmidos, estagnados e doces, como açúcar e coalhada

Alimentos Caracterizados pelo Excesso de Água (Bagan):

- Alimentos quentes, oleosos e agudos, ou quentes e azedos
- Alimentos azedos, ácidos e fermentados, como queijo gorgonzola; alimentos gordurosos, excessivamente condimentados e oleosos

As principais diretrizes a serem observadas são as seguintes:

- Evite o chá forte e as verduras verde-claras
- Evite alimentos excessivamente condimentados e oleosos
- Evite o consumo excessivo de carboidratos simples, como o açúcar
- Evite a excessiva ingestão de líquidos
- Evite as relações sexuais
- Evite as irregularidades de sono
- Evite as tensões excessivas

Características Clínicas da Urina

As nove principais características da urina, que devem ser examinadas para que ela possa ser usada como instrumento de diagnóstico clínico, são as seguintes:
- Cor
- Odor
- Vapor (da urina recém-tirada)
- Bolhas
- Formações semelhantes à névoa, à nata e ao muco (albumina)
- Formações de sedimentos filamentosos (quilo)
- O momento em que mudam a cor e a temperatura da urina
- As características físicas da urina depois de fria

Para uma avaliação básica, basta levar em conta a cor, o odor, as bolhas, a albumina, o quilo e o modo de mudança da urina.

Urina de Ar (Lung)

Cor:	Água azulada, transparente
Odor:	Mínimo ou nulo
Bolhas:	Grandes, "do tamanho de um olho de boi", que aparecem aleatoriamente sobre a superfície da urina
Formação de névoa:	Nenhuma
Formações filamentosas:	Mínimas, finas, ou um creme oleoso. Nenhuma na superfície da urina
Sedimentos:	Depósitos mínimos a moderados, semelhantes a mechas de cabelo
Taxa de descoloração:	Depois que a urina esfria, ela se dilui e fica semelhante à água
Modo de mudança:	Aleatório, irregular

| Características da urina depois de fria: | Diluída e aquosa, com grandes bolhas que desaparecem lentamente |

Urina de Fogo (Tripa)

Cor:	Amarela, alaranjada, avermelhada e turva
Odor:	Malcheirosa, pungente, fétida
Bolhas:	Pequenas bolhas que desaparecem instantaneamente depois de mexida a urina
Formação de névoa:	Grossa, abundante
Formações filamentosas:	Unidades grossas e simples no centro e na superfície da urina
Sedimentos:	A urina é escura, turva, e freqüentemente apresenta um depósito enevoado
Taxa de descoloração:	Antes de a urina esfriar
Modo de mudança:	Do fundo do recipiente em direção à superfície
Características da urina depois de fria:	Turva e avermelhado-amarelada, com bolhinhas que desaparecem instantaneamente depois de mexida a urina

Urina de Água (Bagan)

Cor:	Branca
Odor:	Mínimo ou nulo
Bolhas:	Pequenas, apinhadas, profusas, pegajosas, permanecem por bastante tempo depois de agitada a urina
Formação de névoa:	Mínima ou nula
Formações filamentosas:	Mínimas ou nulas
Sedimentos:	Mínimos; às vezes, semelhantes à areia, durante distúrbios dos rins ou distúrbios metabólicos
Taxa de descoloração:	Acelerada depois de esfriada a urina
Modo de mudança:	De fora para dentro
Características da urina depois de fria:	Branca, transparente, grossa, com bolhas cada vez maiores que permanecem ou vão para a superfície

O melhor é examinar a urina recém-tirada. Se não for recém-tirada, deve ser examinada morna ou fria. A urina fria, deixada em repouso por oito a dez horas, também pode ser examinada a fim de determinar as condições constitucionais e patológicas do paciente. A melhor hora para tirar a urina a ser examinada é antes do café da manhã. Se isso não for possível, o paciente deve tirá-la a qualquer hora do dia, mas antes do cair da noite. O importante é que a tire de estômago vazio, em jejum.

Use a segunda metade da primeira urina do dia, antes de tomar o desjejum. Coloque-a numa xícara branca de porcelana (enchendo um terço da xícara) e examine-a à luz clara do sol. Estude, em primeiro lugar, a cor da urina. A maioria das urinas parece alaranjada, amarela ou ambarina à primeira vista. Para determinar realmente a cor da urina, observe a cor das bolhas e incline o recipiente para observar a urina na sua beirada.

Quando as características da urina são complexas e o médico não tem certeza de qual é o tipo primário do paciente, ele pode acrescentar certas ervas à urina para avaliar a reação. O modo pelo qual a urina reage às ervas — o modo pelo qual as ervas se assentam e se dispõem na superfície da urina — determina o tipo de urina.

COMO EXAMINAR A LÍNGUA

Depois do exame do pulso e da urina, deve-se examinar a língua. A língua é um órgão que pode nos informar sobre os desequilíbrios e distúrbios de Ar, Fogo e Água.

Características a Serem Examinadas

- Cor
- Depósitos superficiais
- Secura
- Presença de bolhinhas ou pontos semelhantes a bolhinhas

Língua de Ar (Lung)

Cor: Avermelhada
Secura: Seca e áspera
Depósitos: Normalmente, limpa; às vezes, uma camada semelhante a pequenos pêlos na parte de trás
Bolhinhas: Não

Língua de Fogo (Tripa)

Cor: Amarelada (especialmente sobre os depósitos em forma de pêlo)
Secura: Seca

Depósitos: Amarelados, pêlos grossos sobre a maior parte da língua
Bolhinhas: Bolinhas ocasionais sobre os lados da língua, mas, em geral, sem bolinhas

Língua de Água (Bagan)

Cor: Branca, pálida
Secura: Úmida e lisa
Depósitos: Pêlos brancos grossos
Bolhinhas: Não

COMO EXAMINAR OS OLHOS

O exame dos olhos ajuda a confirmar os diagnósticos feitos com base no pulso e na urina. Entretanto, a pessoa tem de estar familiarizada com a cor, a textura e os depósitos adiposos naturais e intrínsecos aos olhos, a fim de não confundi-los com sinais patológicos.

Olhos de Ar (Lung)

Os olhos de Ar (Lung) tendem a ser pequenos, com aspecto seco, especialmente os cílios, que geralmente são poucos. As pálpebras descaem e a parte branca dos olhos é avermelhada ou, às vezes, turva. O olhar é fixo ou muito nervoso.

Olhos de Fogo (Tripa)

Os olhos de Fogo (Tripa) são, em geral, de tamanho moderado, agudos e brilhantes. Os cílios são poucos, mas não são secos; são oleosos. A parte escura dos olhos pode ser amarelada, ao passo que a parte branca pode ser amarela-avermelhada.

Olhos de Água (Bagan)

Os olhos de Água (Bagan) são grandes e belos, úmidos, com cílios longos, grossos e oleosos. Os olhos são brancos e pálidos, e podem às vezes ser um pouco saltados.

5
Nutrição

INTRODUÇÃO

Para se ter uma boa saúde, uma saúde sólida, é preciso antes de mais nada comportar-se e nutrir-se da maneira correta. Falaremos da nutrição neste capítulo e do comportamento no capítulo seguinte, mas a verdade é que, na vida real, as duas coisas estão intimamente unidas. Compreender a nutrição significa saber que tipo de dieta é a melhor para nós, com base no nosso tipo constitucional, nosso perfil metabólico e nosso estado atual de saúde. Mas, além de conhecer suficientemente as propriedades dos alimentos e das suas combinações para criar uma dieta saudável, temos de implementar corretamente a dieta; para tanto, temos de saber o quanto comer e quando comer, bem como conhecer o papel das variações sazonais. Em outras palavras, temos de ser capazes de mudar o nosso comportamento.

A todo momento, enquanto levamos a cabo nossas inúmeras atividades físicas e psicológicas, o equilíbrio dos Cinco Elementos em nosso corpo muda e se re-estabiliza permanentemente. Entretanto, é pela dieta — pela alimentação correta ou incorreta — que nós afetamos esse equilíbrio de maneira mais drástica e direta.

A incapacidade de obter uma quantidade suficiente dos nutrientes de que nosso corpo necessita quase sempre resulta em doença. Às vezes tudo o que basta é a deficiência de um único nutriente, uma vez que os nutrientes agem em conjunto e a deficiência de um deles pode prejudicar a capacidade do corpo de usar os demais, mesmo que sejam recebidos em quantidade suficiente. Muito embora tenhamos acesso agora a um suprimento constante e abundante de todos os tipos de alimentos, não é difícil cair no hábito de comer só uma pequena gama de alimentos e nunca chegar a obter todos os nutrientes necessários. Com isso, nossos desequilíbrios se perpetuam, e disso resulta a doença.

Felizmente, existem muitos tipos de alimentos que, quando tomados juntos, atendem a todas as nossas necessidades. Os princípios de nutrição abaixo delineados foram concebidos de tal modo que, com base no seu tipo constitucional [Ar (Lung), Fogo (Tripa) ou Água (Bagan)], você possa escolher alimentos específicos que lhe forneçam os nutrientes que com maior probabilidade estão ausentes da sua dieta, em decorrência das propensões naturais do seu tipo. Esses princípios tibetanos de nutrição são diretrizes bastante amplas que só funcionam porque partem do princípio de que as pessoas de diferentes tipos constitucionais têm diferentes necessidades e diferentes hábitos, e devem, portanto, comer coisas diferentes e fazer coisas diferentes. Recomenda-se que, por exemplo, a fim de receber uma quantidade suficiente de proteínas, um tipo fortemente aéreo coma principalmente produtos animais, ao passo que um tipo fortemente ígneo deve comer verduras escuras e cereais — e *não deve* comer produtos animais.

Para garantir que você receba todas as calorias e os nutrientes específicos de que todas as pessoas necessitam, siga, se quiser, as recomendações dietéticas diárias da Secretaria de Alimentos e Medicamentos dos EUA. Depois de determinar quais são as suas necessidades, escolha seus alimentos com base no seu estado atual de saúde e nas seguintes categorias de diretrizes: a das diretrizes gerais, que se aplicam a todas as pessoas, independentemente do seu tipo constitucional; e as diretrizes específicas, que devem ser aplicadas com base na constituição.

DIRETRIZES GERAIS

Sabor

No geral, você deve gostar do gosto dos alimentos que come. Para tanto, precisa saber preparar seus alimentos de modo a deixá-los gostosos. Suponhamos, por exemplo, que se recomende que você coma mais legumes verdes. Entretanto, você não gosta de alimentos crus; prefere alimentos condimentados. Nesse caso, cozinhe os legumes no vapor e acrescente-lhes uma pequena quantidade de pimenta. Tente ser criativo sem sair dos caminhos recomendados. Infelizmente, nem sempre nós aproveitamos ao máximo os nossos sentidos do paladar e do olfato.

Os Hábitos Alimentares

Ao planejar sua nova dieta, não deixe de pensar, em primeiro lugar, nos tipos de alimento que você sempre come e nos que você comia enquanto crescia. Todo o seu sistema metabólico foi condicionado por esses alimentos. Qualquer mudança dietética súbita ou drástica pode abalar o sistema metabólico, e isso, por sua vez, pode criar muitas dificuldades para que a nova dieta seja metabolizada corretamente. Sempre que você fizer uma mudança, especialmente uma mudança drástica, como a eliminação de todos os produtos animais da sua dieta, faça-a aos poucos, no decorrer de um período de um a três meses, dependendo do seu estado. Além disso, faça-a com cuidado, observando as mudanças que se processam no seu ritmo metabólico e nas suas funções de eliminação. Se você perceber alguma mudança, considere a hipótese de diminuir a velocidade da mudança de dieta.

Capacidade Digestiva

Se você não tem um bom poder de digestão, o que acontece é que, por mais nutritiva que seja a sua comida, ela não será completamente digerida e, portanto, não poderá dar ao corpo a nutrição de que este necessita. Por isso, é muito importante que você avalie sua capacidade digestiva antes de começar uma nova dieta, e que fique atento para observar as melhoras que ocorrerem depois que você começar. Por cerca de duas semanas antes de começar, e pelo mesmo período depois de iniciada a dieta, mantenha um registro de alguns dos sinais que você observa no seu aparelho digestivo. Por exemplo: você se sente preguiçoso ou cheio de energia depois de comer? Sente-se confortável no estômago, ou ele lhe parece cheio e pesado? Você tem gases, ruídos no abdômen, intestino solto ou intestino preso? Se você notar sinais de melhora, isso significa que a nova dieta está funcionando e que a sua capacidade digestiva vai bem. Se nada melhorar, isso indica que sua capacidade digestiva é fraca e precisa ser fortalecida antes que você possa adotar uma nova dieta. Há um meio simples de curar uma fraqueza digestiva leve: beba um copo de chá de gengibre depois das refeições e faça mais exercícios — pratique um pouco de corrida, por exemplo. A combinação de gengibre com exercícios pode melhorar sua capacidade digestiva em cerca de um mês. Em casos mais graves de fraqueza, recomenda-se o uso de estimulantes fitoterapêuticos, como pílulas de romã.

Funções de Eliminação

Se você percebe que certos alimentos sempre ou quase sempre causam constipação, diarréia ou afetam de modo negativo seus movimentos intestinais, isso simplesmente significa, de modo geral, que esses alimentos não devem fazer parte da sua dieta. Para a pessoa saudável, o intestino deve funcionar uma ou duas vezes por dia. O preferível é evacuar pela manhã, logo ao levantar-se. Para regular seu intestino, beba um copo de água fria imediatamente depois de acordar. Você verá que, em dez dias, seu intestino estará funcionando regularmente pela manhã.

Hábitos Alimentares

Depois que a comida chega ao estômago, leva cerca de vinte minutos para que o cérebro receba a mensagem de que algo foi comido. Por isso, o ideal é comer devagar. Cada refeição deve levar pelo menos vinte minutos.

Faça regularmente suas refeições para não ficar com fome nem comer demais.

Divida a refeição em bocados pequenos e facilmente digeríveis e preste atenção ao gosto, ao aroma e à textura da comida. Não faça nada que possa distraí-lo, como assistir à televisão ou ler durante a refeição.

Se estiver se sentindo tenso ou excessivamente emocionado, não coma. Dedique-se, em vez disso, a alguma atividade interessante, como tomar um banho de imersão ou conversar com um amigo ou amiga.

AS TRÊS PROPRIEDADES DO ALIMENTO

Os tipos de alimento diferenciam-se segundo três propriedades, chamadas **sabor**, **potência** e **qualidade**. Cada uma dessas propriedades tem um efeito terapêutico diferente sobre o corpo.

Os Sabores

Os sabores são em número de seis: doce, azedo, salgado, picante, amargo e adstringente. O sabor doce é, antes de tudo, o dos amidos e açúcares. O azedo é o dos alimentos fermentados ou ácidos, e o salgado é o dos alcalinos e o do sal de cozinha normal. Picante é apimentado, acre. O amargo é o gosto de ervas amargas, como a genciana ou as folhas de sena. O sabor adstringente é neutro; é o de ervas como o hamamélis e o alúmen, que têm o efeito de "pegar" na boca, fazendo contrair-se as mucosas (a banana verde tem o mesmo efeito). Os seis sabores derivam das seguintes combinações dos cinco elementos:

Terra +	Água	= Doce
Fogo +	Terra	= Azedo
Água +	Fogo	= Salgado
Fogo +	Ar	= Picante
Ar +	Éter	= Amargo
Terra +	Ar	= Adstringente

OS EFEITOS TERAPÊUTICOS DOS SEIS SABORES

Sabor	Ar (Lung)	Fogo (Tripa)	Água (Bagan)
Amargo	Aumenta	Diminui	Diminui
Picante	Aumenta	Aumenta	Diminui
Adstringente	Aumenta	Diminui	Diminui
Azedo	Diminui	Aumenta	Aumenta
Salgado	Diminui	Aumenta	Aumenta
Doce	Diminui	Diminui	Aumenta

Potência

A potência dos alimentos e ervas é determinada pelo efeito de aquecer ou esfriar o corpo depois de digeridos. O corpo precisa de calor e de frio para que o processo metabólico funcione eficientemente. A potência dos alimentos e ervas que ingerimos nos permite entrar em harmonia com as mudanças ambientais ou sazonais.

Em geral, os alimentos e ervas com potência de esfriar têm sabor doce, amargo ou adstringente. Por outro lado, os alimentos de potência calorígera têm sabor picante, azedo ou salgado.

SABORES, POTÊNCIAS E EFEITOS
T = TERRA   Á = ÁGUA   F = FOGO

T+Á = Doce		F+T = Azedo		F+Á = Salgado		Á+Ar = Amargo		F+Ar = Picante		T+Ar = Adstring.	
pesado	10	quente	7	oleoso	4	fresco	9	leve	9	frio	4
obtuso	7	seco	6	áspero	4	úmido	5	áspero	7	obtuso	4
fresco	5	oleoso	4	agudo	3	obtuso	3	seco	6	seco	2
úmido	5	compac.	4	quente	2	áspero	3	móvel	6		
compacto	5	pesado	3	pesado	1	leve	2	agudo	6		
oleoso	4	agudo	2	seco	1	macio	1	quente	3		
liso	3	áspero	1	macio	1	móvel	5				
macio	1			móvel	1						

OS VINTE ATRIBUTOS E QUALIDADES

Os vinte atributos podem ser divididos em dez pares de opostos (p. ex., quente e frio, úmido e seco, etc.), que são as manifestações positiva e negativa de todas as forças que atuam no universo (ver Capítulo 2).

Constituem a natureza fundamental de todos os objetos, animados e inanimados.

Em geral, as qualidades frias, úmidas, pesadas, grosseiras ou yin andam de mãos dadas, como acontece também com as qualidades quentes, secas, leves, sutis ou yang. As qualidades yin ou frias tendem a descer, a contrair e a estabilizar a parte física da pessoa, ao passo que as qualidades yang ou quentes sobem, expandem-se e criam vitalidade e consciência.

Vemos os pares de opostos operando em toda parte ao nosso redor, em nossas experiências cotidianas e nos objetos com os quais entramos em contato. Embora qualidades semelhantes produzam resultados correspondentes — ou seja, uma dieta fria e secante vai fazer aumentar o Lung, como faria também uma atitude emocional fria e seca —, na vida real nós estamos sempre no meio de dois elementos opostos, e o problema imediato que se nos apresenta é o de tentar encontrar o nosso lugar. Nossa vida e nosso ambiente tornaram-se tão complexos que já não é possível trabalhar somente com a aplicação do atributo oposto — aplicar calor em época de frio ou compressas frias quando a pessoa está com febre, por exemplo. É à luz disso que devemos considerar cuidadosamente nossa tipologia constitucional em sua relação com qualquer desequilíbrio imediato da nossa saúde.

Os vinte atributos podem ser classificados em quatro grandes categorias, que são: seca e úmida, pesada e leve. Essas quatro categorias são particularmente úteis para a determinação do melhor tratamento alimentar e herbiterápico para cada um dos Três Nepas. Como a principal qualidade do Ar (Lung) é a secura, por exemplo, ao passo que a da Água (Bagan) é a umidade, as ervas e alimentos secos (amargos, picantes e adstringentes) fazem aumentar o Ar (Lung) e diminuir a Água (Bagan). Os úmidos (doces, salgados e azedos) fazem aumentar a Água (Bagan) e diminuir o Ar (Lung).

As qualidades de leveza e peso das plantas medicinais e dos alimentos tendem a fazer aumentar a leveza e o peso no corpo. As qualidades pesadas das ervas doces, salgadas e adstringentes tendem a promover o peso e a firmeza no corpo, ao passo que os sabores amargo, picante e azedo são leves e causam a perda de peso, ao mesmo tempo que estimulam a boa digestão.

O uso de alimentos e ervas medicinais é determinado pelo seu sabor e sua potência. O sabor, por sua vez, é determinado pelo poder e pelas qualidades do alimento ou da erva. As oito características ou potências de um alimento ou medicamento são as seguintes:

pesado
oleoso
fresco
obtuso
leve
áspero
quente ou picante
agudo

Os alimentos e ervas medicinais pesados, oleosos, frescos e obtusos são terapêuticos para os distúrbios de Ar (Lung) e Fogo (Tripa), ao passo que os leves, ásperos, picantes e agudos são terapêuticos para o tratamento dos distúrbios de Água (Bagan).

Essas oito potências desempenham importante papel no processo de re-equilíbrio da natureza, ou na neutralização e desintoxicação dos desequilíbrios do corpo. Os distúrbios de caráter leve, áspero e fresco, por exemplo, são neutralizados e eliminados por alimentos e plantas medicinais de qualidade pesada, oleosa e picante.

A essência de todas as qualidades e potências resume-se no poder quente e no poder frio. As oito potências consistem em dezessete qualidades e são classificadas de acordo com características e funções qualitativas e quantitativas. A predominância das qualidades e quantidades nas ervas medicinais pode ser medida por meio de unidades arbitrárias (de 1 a 10). Os cinco elementos básicos que compõem todas as moléculas são partículas de terra, água, fogo, ar e espaço (éter). As diversas combinações dessas partículas dão origem a diversas estruturas moleculares, que depois se formam em estruturas dotadas de qualidades e funções mais diferenciadas. As qualidades da terra são o peso, a obtusidade, a lisura, a oleosidade e a maciez. O fogo é picante, agudo, seco, áspero, leve, oleoso e móvel. O ar é leve, móvel, frio, áspero e seco. A água é fresca, líquida, coesa, macia e sutil. O espaço (éter) é seco, leve, móvel, transparente e sem forma.

Os seis sabores principais são compostos das qualidades seguintes: os sabores salgado, adstringente e doce são essencialmente pesados. Os sabores salgado e azedo são essencialmente oleosos. Os sabores adstringente, amargo e doce são essencialmente frescos.

Observe as tabelas a seguir e repare nas relações entre as unidades qualitativas dos sabores. O azedo tem mais unidades de peso do que o doce; o salgado tem mais unidades de oleosidade do que o azedo. Estudando a tabela, você poderá observar a diferença de composições dos alimentos e plantas medicinais.

Para equilibrar a aplicação de ervas e alimentos no tratamento de uma doença, o fator mais importante é a compreensão de que também os diversos distúrbios podem ser descritos em função das qualidades. Existem vinte qualidades ou características que se relacionam com os distúrbios. Elas estão arroladas nas tabelas abaixo e são postas em relação com as dezessete qualidades terapêuticas dos alimentos e ervas medicinais.

RELAÇÃO ENTRE AS QUALIDADES E OS DISTÚRBIOS

Composto	Principal	Secundário	Remédios
Duplo	Doce +	Azedo	Distúrbios combinados triplos
Triplo	Doce +	Azedo + Salgado	Tripla combinação de fleuma e bile
Quádruplo	Doce +	Azedo + Amargo + Salgado	Triplo com predominância de ar

Composição	Interação	Composição	Produto
4 u frias de Ar	+	2 u de Terra	= 4 unidades frias
4 u obtusas de Terra	+	2 u de Ar	= 4 unidades frias
1 u seca de Terra	+	1 u seca de Ar	= 2 unidades secas
6 u pesadas de Terra	+	4 u pesadas de Água	= 10 unidades pesadas
4 u obtusas de Terra	+	3 u obtusas de Água	= 7 unidades obtusas
Sem composição		5 u frias de Água	= 5 unidades frias
1 u seca de Terra	–	6 u úmidas de Água	= 5 unidades úmidas
5 u compactas de Terra		Sem composição	= 5 unidades compactas

PROPRIEDADES E QUALIDADES TERAPÊUTICAS

Com base numa compreensão cabal dos mecanismos apresentados nas tabelas acima, a pessoa pode preparar diversos compostos de alimentos e ervas medicinais a fim de tratar os distúrbios com mais eficácia. Listamos abaixo algumas preparações de compostos de ervas e alimentos para o tratamento dos distúrbios correspondentes. Combinações múltiplas são usadas para tratar distúrbios complexos; pode haver de duas a seis combinações múltiplas de ervas e alimentos.

A romã, por exemplo, pode ser tomada junto com outras ervas para o tratamento dos distúrbios abdominais. O principal sabor da romã é azedo e doce. Conseqüentemente, sua composição física é terra e água. Sua composição qualitativa é de doçura, ou seja, é pesada, obtusa, fresca, úmida, estável, oleosa, lisa e macia. Sua composição quantitativa, expressa em unidades arbitrárias, é a seguinte:

10 unidades de peso	7 unidades de obtusidade	5 unidades de frescor
5 unidades de umidade	5 unidades de estabilidade	4 unidades de oleosidade
3 unidades de lisura	1 unidade de maciez	

A reação de aumento ocorre quando ambos os elementos reagentes têm qualidades semelhantes. A reação de diminuição ocorre quando os elementos reagentes têm qualidades opostas. Por exemplo, uma das seis unidades úmidas da água neutraliza a unidade de secura da terra, resultando em cinco unidades úmidas. As cinco unidades de frescor da água são conservadas porque a terra não contém nenhuma unidade correspondente que possa reagir com elas.

VARIAÇÕES SAZONAIS

Quando você estiver planejando uma dieta, leve em conta a época do ano para determinar o que comer e o quanto comer. No verão, por exemplo, época em que o calor provoca a perda de líquidos e de energia, são preferíveis os alimentos frios e úmidos. Entretanto, como a capacidade digestiva diminui durante o verão, é necessária uma quantidade menor de comida.

VARIAÇÕES SAZONAIS				
Estação	Elementos	Sabor	Potências	Força Relativa do Corpo
Fim do inverno	Fogo e Ar ↑ Água e Terra ↓	Picante	Agudo e Quente ↑ Fresco e Oleoso ↓	Forte
Primavera	Fogo e Terra ↑ Água ↓	Adstringente	Agudo e Seco ↑ Fresco ↓	Fraco
Começo do verão	Terra e Ar ↑ Fogo ↓	Amargo	Seco e Quente ↑	Mais fraco
Fim do verão	Terra e Fogo ↑	Azedo	Pesado ↑	Fraco
Outono	Fogo e Água ↑	Salgado	Pesado ↑	Mais forte
Começo do inverno	Terra e Água ↑	Doce	Pesado e Fresco ↑	Muito Forte

Alimentos e Atividades Saudáveis para as Seis Estações

FIM DO INVERNO (Julho-Agosto)

Coma alimentos quentes, salgados, azedos ou doces. Manteiga fresca ou de garrafa, leite, vinho, açúcar mascavo e alimentos ricos em proteína, como sopas densas feitas com caldo de carne, são especialmente bons nesta época.

Mantenha-se aquecido e tome bastante sol. Aplique óleo de gergelim sobre a pele depois de banhar-se.

PRIMAVERA (Setembro-Outubro)

Coma alimentos quentes, amargos, picantes ou adstringentes. Salsão, gengibre, pimentas ardidas, ervas não oleosas e comidas apimentadas em geral são boas nesta época. Substitua as carnes pesadas e oleosas por alimentos mais leves e mais secos, como cereais velhos de um ano ou carne seca de animais que vivem em regiões secas, como cabras montesas. Tome mel e chá de gengibre depois das refeições.

Para tomar banho, não use sabonete, mas lentilha em pó. Perfume-se com essência de flores.

VERÃO (Novembro-Dezembro)

Coma alimentos doces, de potência fria e qualidade leve e oleosa. Evite os alimentos salgados, quentes e azedos. Beba muito líquido. É admissível tomar cerveja gelada.

Para se refrescar, use roupas leves, abra as janelas, tome banho com água morna e fique longe do sol. Queime incenso de sândalo.

FIM DO VERÃO (Janeiro-Fevereiro)

Coma alimentos azedos, salgados ou doces. Pode-se também comer alimentos leves, quentes e oleosos. Não há problema algum em se tomar cerveja e vinho feito de uvas ou cereais plantados em regiões secas.

Evite, nesta época, o excesso de frio.

OUTONO (Março-Abril)

Coma alimentos doces, amargos ou adstringentes.
Perfume-se com uma fragrância refrescante.

COMEÇO DO INVERNO (Maio-Junho)

Coma alimentos picantes, salgados ou azedos.
Mantenha-se quente, mas evite expor-se demais ao calor.

DIRETRIZES ESPECÍFICAS
Como Planejar uma Dieta para um Perfil Constitucional de Ar (Lung)

Como as pessoas de constituição predominantemente aérea (Lung) tendem a ser basicamente frias, secas, leves e móveis em suas funções e características fisiológicas e biológicas, uma dieta quente, úmida e nutritiva contém as qualidades mais terapêuticas para elas. Os alimentos que têm essas qualidades são os doces, os azedos e os salgados.

Em geral, o mais importante para os tipos aéreos é uma dieta substancial de proteínas e alimentos saborosos e ricos em carboidratos. Recomendam-se para eles três refeições por dia, sendo o café da manhã a mais importante e o almoço, a menos importante. Essas pessoas não devem dedicar-se ardorosamente ao jejum nem devem perder refeições, especialmente nos momentos de tensão.

O café da manhã e o jantar devem ser compostos de alimentos bem cozidos e devem ser comidos quentes. Os cereais do café da manhã, por exemplo (flocos de milho, etc.), devem ser tomados com leite quente, e o pão deve ser torrado. Feijões, cereais e produtos animais em particular devem ser bem cozidos e ingeridos com uma sopa ou caldo a fim de ajudar a digestão. Todos os alimentos crus devem ser evitados; os legumes, por exemplo, devem ser cozidos no vapor.

O café da manhã pode consistir em suco de uva, mingau de aveia bem quentinho, torrada com uma manteiga de garrafa e sementes de gergelim ou tofu refogado com açúcar mascavo.

O almoço pode consistir em canja, legumes mais escuros como o espinafre, pepinos ou quiabo refogadinhos em azeite de oliva, lentilha preta ou outros feijões bem cozidos e medianamente condimentados, feijão-da-índia levemente apimentado ou arroz integral cozido com gengibre e açúcar mascavo.

O jantar pode consistir em sopa de ervilhas, peixe ou frango bem cozidos e refogados com legumes na manteiga (manteiga líquida, lembre-se) e trigo bulgur levemente temperado com especiarias e acompanhado de iogurte.

Quando uma das quatro características principais da constituição Lung predomina numa pessoa, alimentos que normalmente não servem para as pessoas de Ar podem ser recomendados até que a característica volte ao equilíbrio. Se a qualidade fria predominar, por exemplo, alimentos picantes e secativos podem ser temporariamente úteis. Porém, se as características seca e leve predominarem, alimentos secos e picantes mão devem ser recomendados sob nenhuma circunstância. O melhor, nesse caso, são alimentos mais pesados, oleosos e úmidos, como óleo de gergelim, abacate, carne e cereais.

Como Planejar uma Dieta para um Tipo Constitucional de Fogo (Tripa)

O tipo constitucional de Fogo (Tripa) é predominantemente quente no que diz respeito às suas características fisiológicas e biológicas. Por isso, recomendam-se para ele alimentos de caráter esfriante ou descalorante. Os alimentos doces, adstringentes e amargos esfriam e, por isso, são terapêuticos para os tipos de Fogo. Desses três sabores, o amargo, presente por exemplo em legumes e frutas amargas, é o mais altamente recomendado para as dietas de Fogo.

Em geral, uma dieta rica em legumes, frutas, cereais e feijões é a mais benéfica para os tipos de Fogo. O consumo de carne deve ser evitado, exceto por um peixe ou uma carne branca ocasional, bem como o de alimentos fermentados como queijo gorgonzola, vinho e vinagre. Em geral, os alimentos de gosto picante ou azedo ou dotados da qualidade de esquentar devem ser consumidos em quantidade mínima, e os dotados da qualidade de esfriar, em maior quantidade. Os legumes e frutas devem ser ingeridos crus sempre que possível. O poder digestivo da pessoa de Fogo é, em geral, muito grande; por isso, ela deve estar sempre à espreita de sinais de excesso de bile, como um mal-estar estomacal ou gases em excesso. Ao contrário da pessoa de Ar (Lung), a pessoa de Fogo (Tripa) não precisa de três refeições regulares todos os dias, e por isso só deve comer quando tiver fome.

O café da manhã deve consistir num suco de frutas frescas, uma maçã, uma fatia de melão ou pão de trigo.

O almoço pode consistir numa salada de verduras verde-claras, suco de maçã ou pão de aveia.

O jantar pode consistir em frango ou peixe cozido com um pouquinho de açafrão, cominho e coentro, arroz branco e sopa de legumes ou salada.

Como Planejar uma Dieta para um Tipo Constitucional de Água (Bagan)

O tipo constitucional de Água (Bagan) é predominantemente frio, úmido, lento e pesado em suas características fisiológicas. Por isso, recomendam-se-lhe alimentos dotados da qualidade de esquentar, secar, tornar mais leve e estimular. Os alimentos picantes, amargos e adstringentes — sobretudo os picantes — são altamente terapêuticos para os tipos de Água. Em geral, o jejum e uma dieta leve são elementos essenciais de qualquer plano dietético projetado para os tipos de Água, a fim de contrabalançar o excesso de muco e gordura no corpo.

Os melhores alimentos para uma pessoa de Água são os alimentos leves e de fácil digestão. Alimentos crus, verdes (não amadurecidos) e frios não devem ser ingeridos. Os alimentos devem ser bem cozidos, comidos quentes e cortados em bocados de fácil ingestão. Os feijões e cereais devem ser cozidos com ervas calorígeras. O almoço é a refeição mais importante. Na verdade, duas refeições por dia são mais do que suficientes para esse tipo; se a pessoa tomar três, o café da manhã ou o jantar podem consistir somente em suco de legumes ou algo muito leve.

O café da manhã pode consistir em chá quente com gengibre, canela e mel.

O almoço pode consistir em legumes e verduras verde-claros refogados em óleo vegetal com temperos apimentados, sopa de brócoli, quiabo e rabanete ou painço cozido com açúcar mascavo e gengibre.

O jantar pode consistir em arroz integral cozido com alho, gengibre e mel.

DIRETRIZES DIETÉTICAS PARA OS TRÊS TIPOS

	Ar (Lung)		
	Recomendado	Ocasional	Não Recomendado
Produtos de Origem Animal	aves peixe ovos	coelho pato carne seca fresca	carne de cabrito carne de porco

Ar (Lung)

	Recomendado	Ocasional	Não Recomendado
	manteiga velha de leite de cabra	manteiga fresca	
	manteiga velha de leite de vaca	leite de vaca fresco	
	manteiga de leite de ovelha	carne de vaca	
	queijo de leite de vaca	carne de carneiro	
	soro de leite de vaca	iogurte	
	manteiga líquida velha		
Cereais	trigo painço basmati branco arroz integral aveia cozida cevada amaranto quinoa	milho	aveia seca trigo sarraceno pão branco arroz branco comum

(Os cereais devem compor de 35% a 45% da dieta)

| Feijões | tofu
dahl
lentilhas
azuki
feijão preto
grão-de-bico
soja
tempeh
feijão fradinho
feijão mexicano
feijão-da-índia
feijão comum | nenhum | ervilha-torta
feijão-da-china
lentilhas vermelhas |

Ar (Lung)

	Recomendado	Ocasional	Não Recomendado
Legumes e Verduras	feijão-de-lima chana (somente cozidos) cenouras brócoli	(somente cozidos) alface pimentão verde	repolho cru alface cru verduras e legumes de cor verde-clara, especialmente crus
	abóbora moranga espinafre raiz de angélica turloulis tomate repolho-roxo ervilhas batatas batata-doce milho cebola algas marinhas alcachofra cilantro araruta	pimentas diversas beringela cogumelos couve nabo gengibre pastinaga beterraba couve-de-bruxelas mostarda	bardana dente-de-leão acelga

(Os legumes e verduras devem compor de 25% a 30% da dieta)

Castanhas e Sementes em Geral	semente de linhaça nozes gergelim semente de girassol castanha de caju semente de abóbora	coco amêndoas avelãs castanhas	

Ar (Lung)

	Recomendado	Ocasional	Não Recomendado
Frutas	(sempre à temperatura ambiente) banana laranja *grapefruit* maçã abacaxi	pêssego ameixa uva morango pêra vacínio cereja	oxicoco limão frutas secas melancia cantalupo damasco
Óleos, Sais e Condimentos	manteiga velha óleo de gergelim óleo de amendoim manteiga líquida azeite de oliva missô tamari sal-gema, sal-negro, sal-vermelho e sal marinho ameixa umeboshi manteiga de gengibre manteiga de alho	óleo de semente de girassol óleo de milho óleo de cártamo	óleo de mostarda
Bebidas	leite de vaca vinho	vinho	água fria café chá preto bebidas alcoólicas fortes
Ervas e Temperos	angélica anis assafétida cardamomo canela	chili coentro shatavari pipáli	

Ar (Lung)

	Recomendado	Ocasional	Não Recomendado
	feno-grego		
	cravo		
	cominho		
	aquilária		
	erva-doce		
	alho		
	gengibre		
	açúcar mascavo		
	noz-moscada		
	cebola		
	gergelim		
	urtiga		
	selo-de-salomão		
	mirobálano (*Terminalia chebula*)		

Ar-Fogo (Lung-Tripa)

	Recomendado
Produtos de Origem Animal	aves coelho peixes ovos manteiga leite de vaca
Cereais	trigo painço basmati branco arroz integral aveia cozida cevada amaranto quinoa

(Os cereais devem constituir de 35% a 45% da dieta)

Feijões em Geral	tofu lentilhas dahl

Ar-Fogo (Lung-Tripa)

	Recomendado
	azuki
	feijão preto
	feijão mexicano
	grão-de-bico
	feijão comum
	feijão-da-índia
	feijão-fradinho
	feijão-de-lima
	tempeh
	chana
Legumes e Verduras	(cozidos ou crus) cenoura
	brócoli
	abóboras em geral
	espinafre
	tomate
	repolho-roxo
	ervilhas
	batatas
	batata-doce
	milho
	cebola
	algas marinhas
	pimentão
	cilantro
	alcachofra
	angélica
	beterraba
	araruta

(Os legumes e verduras devem constituir de 25% a 30% da dieta)

Castanhas e Sementes em Geral	semente de linhaça
	nozes
	gergelim
	semente de girassol
	castanha de caju
	semente de abóbora

Ar-Fogo (Lung-Tripa)

	Recomendado
Frutas	banana laranja *grapefruit* maçã abacaxi morango vacínio cereja ameixa
Óleos, Sais e Condimentos	manteiga de gengibre manteiga de alho óleo de gergelim óleo de amendoim azeite de oliva manteiga líquida óleo de semente de girassol óleo de cártamo óleo de milho sal-gema, sal-negro, sal-vermelho, sal marinho tamari missô
Bebidas	leite de vaca
Ervas e Temperos	coentro anis feno-grego cravo cominho aquilária erva-doce gengibre açúcar mascavo noz-moscada cebola gergelim

selo-de-salomão
mirobálano (*Terminalia chebula*)
canela

Fogo (Tripa)

	Recomendado	Ocasional	Não Recomendado
Produtos de Origem Animal	coelho manteiga líquida fresca leite de cabra leite de vaca (a maioria dos herbívoros) (*nota: em tempo quente, a pessoa não deve consumir quaisquer produtos de origem animal)	carne de porco leite de vaca desnatado manteiga fresca de leite de cabra manteiga fresca de leite de vaca manteiga nova	aves peixes carne de vaca carne de carneiro carne de cordeiro frutos do mar

(De modo geral, os produtos de origem animal devem ser consumidos em quantidade mínima)

| **Cereais** | basmati branco
macarrão branco
painço
trigo
milho
quinoa
tapioca
arroz branco
trigo sarraceno | aveia
cevada | centeio
arroz integral
amaranto |

(Os cereais devem constituir 25% da dieta)

| **Feijões em Geral** | azuki
feijão mexicano
feijão preto | tofu
feijão-de-lima
chana | tempeh
soja
lentilha vermelha |

– *Nutrição* –

Fogo (Tripa)

	Recomendado	Ocasional	Não Recomendado
	grão-de-bico feijão comum feijão-fradinho feijão-da-índia dahl lentilha		feijão-da-china
Legumes e Verduras	abobrinha pepino inhame brócoli repolho couve-flor alface couve abóbora moranga salsão bardana ervilhas feijão verde aspargos cenoura acelga batatas espinafre repolho-roxo folhas de nabo salsinha dente-de-leão pastinaga couve-de-bruxelas	espinafre cru algas marinhas pimentão batata girassol batateiro nabo sueco milho verde cilantro beterraba	gengibre rabanete abacate alho tomate berinjela chili pimentas fortes folhas de mostarda cebola chucrute alcachofra castanha d'água broto de bambu nabo cogumelos

(Os legumes e verduras devem constituir 50% da dieta)

| **Castanhas e Sementes em Geral** | nenhuma | semente de girassol
semente de abóbora | avelã

nozes |

Fogo (Tripa)

	Recomendado	Ocasional	Não Recomendado
			castanha castanha de caju semente de linhaça gergelim amendoim amêndoa coco
Frutas	melão cantalupo uva-espim pêssego pêra	uvas *grapefruit* maçã abacaxi morango ameixa uvas passas vacínio cereja banana	limão lima damasco oxicoco
Óleos, Sais e Condimentos	manteiga líquida de girassol manteiga fresca	óleo de semente óleo de cártamo sal marinho	manteiga óleo de mostarda óleo de gergelim óleo de amendoim azeite de oliva sal-negro e sal-vermelho temari missô
Bebidas	água	leite desnatado	vinho leite de vaca café chá preto cerveja bebidas alcoólicas fortes

Fogo (Tripa)

	Recomendado	Ocasional	Não Recomendado
Ervas e Temperos	uva-espim (esfria) semente de pepino (esfr) dente-de-leão (esfr) efedra (esquenta) genciana (esfr) gotu kola (esfr) guggul (bedélio indiano) (esfr) hibisco (esfr) alcaçuz (neutro) shilagit (esq) sândalo branco (esfr) sândalo vermelho (esfr) (para o sangue) cártamo (esfr) açafrão (esfria o sangue - Fogo) shatavari (esfr) uvas passas (esfr) rododendro (esfr) rosa macrófila (vermelha) (n) rosa sericéia (amarela) (esfr) cúrcuma (esfr) mirobálano (*Terminalia chebula*) (n) mirobálano (*Terminalia bellerica*) (n)	canela coentro	

Fogo-Água (Tripa-Bagan)

	Recomendado
Produtos de Origem Animal	carne de cabrito carne de coelho manteiga líquida leite de cabra leite de vaca

(De modo geral, os produtos de origem animal devem ser consumidos em quantidade mínima)

Cereais	basmati branco macarrão branco painço trigo cevada milho quinoa tapioca

(Os cereais devem constituir 25% da dieta)

Legumes	azuki feijão mexicano feijão preto grão-de-bico feijão comum feijão-fradinho feijão-da-índia dahl lentilhas chana
Legumes e Verduras	abobrinha pepino inhame brócoli repolho couve-flor alface couve abóbora moranga

Fogo-Água (Tripa-Bagan)

	Recomendado
	salsão
	bardana
	ervilhas
	feijão verde
	aspargos
	cenoura
	acelga
	batata
	espinafre
	repolho-roxo
	folhas de nabo
	salsinha
	folhas de dente-de-leão
	pastinaga
	couve-de-bruxelas
	cilantro
Castanhas e Sementes em Geral	semente de girassol semente de abóbora
Frutas	melão cantalupo uva-espim pêssego pêra uva morango
Óleos, Sais e Condimentos	manteiga líquida manteiga fresca óleo de girassol nada de sal
Bebidas	água

Fogo-Água (Tripa-Bagan)

	Recomendado
Ervas e Temperos	alcaçuz uvas passas mirobálano (*Terminalia bellerica*) *Embilica officinalis* gotu kola guggul hibisco shilagit sândalo vermelho cártamo shatavari rosa vermelha rosa amarela cúrcuma mirobálano (*Terminalia chebula*)

Água (Bagan)

	Recomendado	Ocasional	Não Recomendado
Produtos de Origem Animal	coelho (carne da parte posterior do macho e da parte anterior da fêmea)	iogurte	carne de cabrito
	peixe aves	queijo fresco carne de ovelha, carneiro ou cordeiro, cozida com assafétida, gengibre e soro de leite de vaca	carne de porco carne crua, congelada ou assada
	carne seca antiga manteiga velha de leite de ovelha queijo de leite de vaca (feito há um ano)		carne de vaca

Água (Bagan)

	Recomendado	Ocasional	Não Recomendado
	manteiga de leite de vaca ou de cabra outros animais herbívoros		
Cereais	basmati branco	trigo	trigo sarraceno novo
	aveia cozida	arroz integral com gengibre e açúcar mascavo	milho
	aveia seca cevada tostada/cozida	arroz branco painço tostado	
		trigo sarraceno da safra do ano passado	
	(Os cereais devem constituir de 20% a 25% da dieta)		
Feijões em Geral	ervilha-torta dahl	feijão-da-índia lentilha chana	tofu feijão comum soja feijão-fradinho azuki feijão mexicano grão-de-bico feijão-de-lima lentilha vermelha feijão-da-china
Legumes e Verduras	(sempre cozidos) cebola alho rabanetes novos daikon (nabo japonês)	(sempre cozidos) berinjela chucrute castanha d'água alface	legumes e verduras crus batata-doce pepino abóboras em geral ervilhas

Água (Bagan)

	Recomendado	Ocasional	Não Recomendado
	cogumelos	espinafre	feijão verde
	tomate cozido	alcachofra	couve
	pimenta vermelha	cilantro	beterraba
	pimenta verde	bardana	brócoli
	chili	dente-de-leão	couve-de-bruxelas
	nabo	pastinaga	
	rutabaga (nabo sueco)	acelga	
	angélica	repolho	
	folhas de azeda-miúda	couve-flor	
	ruibarbo do Himalaia	mostarda (verdura)	
	broto de bambu	araruta	
	salsão		
	(Os legumes e verduras devem constituir 35% da dieta)		
Castanhas e Sementes em Geral	Nenhuma	semente de girassol	nozes
		semente de abóbora	castanha de caju
		gergelim	castanha
			linhaça
			avelã
			amêndoa
			amendoim
			coco
Frutas	romã	uvas	ameixa
	uvas passas	laranja	damasco
	tamarindo	limão	vacínio
		lima	cereja
		morango	abacaxi
		pêra	melão
		pêssego	cantalupo
			banana

Água (Bagan)

	Recomendado	Ocasional	Não Recomendado
Óleos, Sais e Condimentos	óleo de cártamo sal-negro	óleo de amendoim óleo de gergelim óleo de semente de girassol manteiga líquida tamari manteiga velha	banha óleo de milho azeite de oliva óleo de mostarda sal marinho missô
Bebidas	cerveja	vinho água fervida leite de vaca café chá preto	água fria bebidas alcoólicas destiladas (fortes)
Ervas e Temperos	assafétida ashwaganda pimenta preta chili cardamomo canela cravo cominho erva-doce feno-grego alho gengibre alcaçuz gergelim uvas passas pippali	cúrcuma	

Ar-Água (Lung-Bagan)

	Recomendado
Produtos de Origem Animal	aves peixes (ambos cozidos com sementes de gergelim claras) carne seca nova e velha queijo iogurte carne de vaca cozida com assafétida, gengibre e sal-negro
Cereais	basmati branco aveia cozida aveia seca painço tostado cevada (Os cereais devem constituir de 20% a 25% da dieta)
Feijões em Geral	ervilha-torta dahl
Legumes e Verduras	(somente cozidos) cebola alho gengibre rabanete daikon (nabo japonês) cogumelos tomate cozido broto de bambu alcachofra salsão pimenta vermelha pimentão nabo rutabaga (nabo sueco) berinjela alface folhas de mostarda pastinaga (Os legumes e verduras devem constituir 35% da dieta)

Ar-Água (Lung-Bagan)

	Recomendado
Castanhas e Sementes em Geral	Nenhuma
Frutas	romã uvas passas tamarindo pêssego pêra morango uvas
Óleos, Sais e Condimentos	óleo de cártamo óleo de semente de girassol sal-negro
Bebidas	Nenhuma
Ervas e Temperos	angélica assafétida cardamomo canela cravo cominho erva-doce feno-grego alho gengibre gergelim ashwaganda pimenta preta

6
Comportamento

O princípio do comportamento correto está na consideração das metas do seu plano de saúde, tanto a curto prazo quanto a longo prazo. A medicina tibetana define três metas principais: viver por mais tempo, gozar mais da existência terrena e atender cada vez mais às nossas necessidades espirituais.

COMO VIVER POR MAIS TEMPO

Para ter uma vida longa, você precisa ter equilíbrio na mente, no corpo e no espírito. Para conservar esse equilíbrio no decorrer de um longo período, precisa saber se encaixar na harmonia natural do ambiente. Para saber isso, você precisa fazer um esforço consciente para aumentar o equilíbrio entre seus órgãos internos e sistemas corporais, suas emoções e atitudes e seu relacionamento com as outras pessoas. Eis a seguir uma lista de recomendações para que você possa viver por mais tempo.

Tome todas as precauções para proteger-se dos perigos conhecidos; procure morar numa região segura.

Tenha conhecimento do seu tipo constitucional e siga os hábitos alimentares e de comportamento sugeridos para o seu tipo.

Durma bastante. Se passar uma noite sem dormir, não procure compensar o sono perdido dormindo um pouquinho agora, um pouquinho daqui a algumas horas; fique tranqüilo e durma à vontade na noite seguinte, durante o seu período normal de sono. Os tipos de Ar podem tirar curtas sonecas à tarde, mas os outros tipos não devem adotar esse hábito. Se os tipos de Água estiverem dormindo demais ou se sentindo demasiadamente letárgicos, podem jejuar ou passar por um tratamento de pancha karma (Capítulo 7).

A atividade sexual deve ser responsável. Não se devem manter relações sexuais com um parceiro doente ou que esteja sofrendo de excessiva tensão emocional. Devem-se evitar as relações sexuais durante a gravidez e o período de menstruação. Atos sexuais como o adultério e a bestialidade são sempre prejudiciais.

Os exercícios físicos devem fazer parte da sua rotina. Os tipos de Água devem fazer exercícios vigorosos, ao passo que, para os tipos de Ar, os melhores exercícios são os relaxantes. Os tipos de Fogo não devem fazer exercícios em demasia, não devem fazer dos exercícios uma competição ferrenha e devem esforçar-se para que os exercícios sejam uma ocupação agradável, não um tormento.

Pratique a boa higiene e tome banho regularmente. Normalmente, o banho deve ser tomado com água morna, não quente demais, uma vez que esta pode causar problemas de pele e perda de cabelo. As melhores épocas para se tomar banhos de águas minerais termais são a primavera e o outono.

Faça aplicações de óleo no seu corpo e massageie-se. Isso é especialmente benéfico para os tipos de Ar, que devem esfregar óleo de gergelim aquecido no topo da cabeça, nas vértebras, no esterno, nas palmas das mãos, nos calcanhares e nos ouvidos, especialmente antes de dormir.

Mantenha um alto padrão moral. Cumpra, por exemplo, tudo o que prometeu e guarde os segredos que lhe foram confiados por outras pessoas, a fim de desenvolver a responsabilidade e a confiabilidade. Além disso, tente chegar à verdade de todas as situações e não fique na dependência dos conselhos de pessoas que você não considera sinceras e verazes.

Trate as outras pessoas com justiça, com paciência e com respeito, e procure, sempre que possível, pôr um fim às inimizades. Demonstre um respeito especial pelas pessoas que o ajudaram, pelos seus pais e pelos mais velhos.

ATENDIMENTO AOS IMPULSOS NATURAIS

Há treze impulsos naturais cuja repressão ou supressão podem contribuir para fazer mal à saúde. Eis a seguir uma lista desses impulsos, dos impulsos que acompanham a sua supressão e dos remédios simples para os problemas assim causados.

1. Os sintomas da **repressão ou supressão da fome** são fraqueza física, tontura e dificuldade para engolir. O remédio consiste em começar a comer pequenas quantidades de alimentos leves, oleosos e mornos. Aumente lentamente a quantidade, à medida que o corpo for se acostumando. Não coma uma grande quantidade de alimento imediatamente. Experimente:

- uma sopa forte, feita com caldo de carne, manteiga líquida e arroz (não coma a carne, só o restante da sopa) e tomada com um queijo leve
- uma sopa leve de cereais preparada de maneira semelhante

2. Os sintomas da **repressão ou supressão da sede** são tontura, palpitações e obtusidade mental. Os remédios são alimentos doces dotados do poder de esfriar, ou:

- borrifar água fria no corpo e no rosto caso sinta fraqueza e tonturas
- beber coalhada fria
- beber sucos frios de frutas e legumes

3. Os sintomas da **repressão ou supressão do vômito** são inchaços, feridas na pele, coceiras, vista cansada e gripe. Os remédios são jejuar, inalar a fumaça dos incensos de aquilária e sândalo, comer alimentos líquidos e em quantidades menores e beber água com uma pequena quantidade de mel.

4. Os sintomas da **repressão ou supressão dos espirros** são falta de clareza sensorial e mental, tontura, pescoço duro e perda de sensibilidade no rosto. Os remédios são:

- nasaya, um tratamento herbiterápico feito com uma pitada de noz moscada e assafétida em pó misturada com 15 gotas de manteiga líquida misturada com um dedalzinho de mel
- inalação da fumaça dos incensos de aquilária e sândalo
- olhar repetidamente para o sol

5. Os sintomas de **repressão ou supressão dos bocejos** são tremores, perda do tato, convulsões e insônia. Os remédios são os mesmos que se aplicam no caso dos espirros reprimidos, com um acréscimo: a ingestão de alimentos nutritivos ricos em carboidratos complexos e de alimentos ou ervas medicinais que reduzam de maneira geral os excessos de Ar (Lung).

6. Os sintomas de **repressão ou supressão da respiração** são fôlego curto e dores na parte superior do peito. Os remédios são exercícios de respiração e bastante descanso para a mente, o corpo e a fala. A dieta, o

comportamento e terapias que tratam os distúrbios de Lung em geral são altamente eficazes.

7. Os sintomas da **repressão ou supressão do sono** são letargia, obtusidade, sensação de peso, visão embaçada e dificuldades de digestão. Os remédios são:

- massagear o corpo — especialmente a cabeça, as palmas das mãos, as solas dos pés e as orelhas — com óleo de gergelim aquecido e depois fazer um esforço para dormir
- beber leite quente ou tomar sopa com noz moscada
- tomar uma sopa nutritiva de caldo de galinha ou caldo de carne de ovelha
- vinho novo, fraco

8. Os sintomas da **repressão ou supressão da emissão de muco** são problemas de respiração, congestão, soluços e aperto no coração. O remédio é um tratamento de pancha karma (Capítulo 7), com ênfase no aspecto emético. Pode-se também preparar um remédio para a liberação de muco, com porções iguais de gengibre, açúcar mascavo e pimenta doce indiana fervidos numa xícara de água, a qual deve ser tomada quando restar somente um terço da quantidade original do líquido.

9. Os sintomas da **repressão ou supressão da emissão de saliva** são espirros constantes, resfriado e gripe. O remédio consiste em descansar e gargarejar, beber um vinho novo e leve, regularizar o sono e travar conversas amenas e agradáveis com amigos nas horas de lazer.

10. Os sintomas da **repressão ou supressão da emissão de gases** são constipação e cólicas intestinais. O remédio é um purgante.

11 e 12. Os sintomas da **repressão ou supressão da evacuação e da emissão de urina** são dores e irritação quando se vai ao banheiro. Os dois problemas são tratados de maneira semelhante, uma vez que, em ambos os casos, o distúrbio envolve o refluxo do Lung que desce. Os remédios são:

- purgantes fitoterápicos
- lavagem intestinal

- depois de uma inalação de água com gengibre e folhas de louro e eucalipto, aplica-se óleo de gergelim aquecido sobre o corpo inteiro, especialmente as partes anterior e posterior do tronco
- compressas quentes de óleo de gergelim são enroladas com força em torno da parte inferior das costas e mantidas constantemente aquecidas com uma bolsa de água quente
- A parte inferior das costas (região lombar) é envolvida com uma pele de animal durante o dia
- um preparado especial de ervas chamado Ba-sam sMan-mar é tomado regularmente por via oral (ver os dados do autor, no fim do livro, para obter o endereço de onde tais preparados podem ser encomendados)

13. O sintoma da **repressão ou supressão da emissão de sêmen** é a perda de energia sexual. Os remédios são:

- como acima, ou seja, a aplicação de compressas quentes de óleo de gergelim; depois, envolve-se a região lombar com pele de animais e ingere-se Ba-sam sMan-mar
- atividade sexual gradual depois do tratamento acima
- alimentos nutritivos, como manteiga líquida, leite, carne branca e um vinho encorpado, ajudam a melhorar a qualidade do sêmen
- banhos de ervas medicinais, sopas nutritivas e ervas em geral

REDUÇÃO DA TENSÃO

Nós sofremos continuamente a tensão vinda de muitas fontes: nosso corpo, nossos pensamentos, as pessoas com quem convivemos, o ambiente e o clima no qual vivemos. Embora detestemos o barulho e a superpopulação da cidade ou o frio gelado do inverno, geralmente aprendemos a enfrentar esse tipo de tensão. As exigências que os outros nos fazem e as ameaças à nossa segurança são mais difíceis de engolir, e assim a nossa tensão aumenta. Mais complicadas ainda são as mudanças que ocorrem despercebidas no nosso corpo, durante a doença, o sono ou a gravidez, por exemplo. Entretanto, a tensão máxima é a que vem dos nossos próprios pensamentos, quando rotulamos as experiências em vez de encarar a realidade e retemos nossas emoções em vez de reconhecer nossos sentimentos.

Quando estamos saudáveis, sabemos quando é hora de relaxar, de fugir; tomamos medidas diretas para reduzir a tensão que vai crescendo.

Quando não estamos saudáveis, deixamos que a tensão cresça até levar nosso organismo ao colapso completo. Cada pessoa tem uma reação diferente à tensão e um grau diferente de tolerância à tensão, o qual é determinado em grande medida pelo seu tipo constitucional. Eis, a seguir, uma lista dos sintomas do excesso de tensão em cada um dos três tipos. É importante lembrar que boa parte dos sintomas de tensão aqui arrolados também surge quando ocorrem desequilíbrios causados por outros fatores.

Para os tipos de Ar (Lung), os sintomas de tensão são:

tensão muscular
dores de cabeça
frio nas mãos e nos pés
gases e intumescimento
pele seca
problemas menstruais
confusão

dores difusas
palpitações
suspiros freqüentes
constipação
zumbido nos ouvidos
ansiedade
compulsividade

tonturas
fadiga
perturbações do sono
estalos nas articulações
arrepios
nervosismo

Os sintomas de tensão para os tipos de Fogo (Tripa) são:

dores de cabeça
diarréia
raiva
gosto amargo na boca

dores no fígado
náusea
irritabilidade
depois de acordar

fadiga à tarde
perda de apetite
ansiedade

Os sintomas de tensão para os tipos de Água (Bagan) são:

letargia
frio nas mãos e nos pés
má digestão

sensação de incômodo
depois de comer

obtusidade mental
dores no fígado
obesidade

resistência a todos os
tipos de mudança

sensação de peso no corpo
deixar tudo para depois
ir ao banheiro
freqüentemente para urinar

COMO LIDAR COM A TENSÃO E O ESGOTAMENTO

Para vencer os sinais e sintomas causados pela tensão e o esgotamento nos diversos tipos constitucionais, recomendam-se uma série de técnicas que abarcam todas os campos da vida e do comportamento da pessoa. Essas técnicas enquadram-se nas seguintes categorias:

- Mudanças Ambientais e Comportamentais
- Massagem e Acupressura
- Meditação

TIPOS CONSTITUCIONAIS DE AR (LUNG)

MUDANÇAS AMBIENTAIS E COMPORTAMENTAIS

Recomendam-se os seguintes padrões de estilo de vida:
- Durma oito horas por dia. Se não conseguir, compense seu sono com uma soneca de trinta minutos depois do almoço.
- Evite se dedicar a atividades muito cansativas de estômago vazio.
- Não fique por muito tempo com o estômago vazio.
- Evite os exercícios muito puxados. Pratique, em vez deles, exercícios leves e relaxantes, como caminhada ou tai chi, e só comece a fazer exercícios mais fortes gradualmente.
- Evite expor-se por muito tempo à friagem e às correntes de vento.
- Evite as grandes altitudes, como os topos das montanhas ou mesmo o alto de edifícios.
- Evite os climas frios e secos.
- Deixe a pele sempre hidratada e saudável. Ela é um órgão sensível, especialmente para os tipos Lung.
- Deixe a sua casa e o seu local de trabalho aconchegantes, aquecidos e não muito iluminados. Não use luzes fortes demais.
- Fuja dos lugares barulhentos e das pessoas agressivas e desagradáveis.
- Trabalhe e relacione-se com pessoas de mentalidade semelhante à sua.
- Evite as primeiras horas da manhã.
- A cor mais terapêutica para você é o azul-escuro.
- Depois de um longo dia de trabalho, sempre encontre tempo para relaxar com um banho quente, massagens e boa música.

MASSAGEM E ACUPRESSURA

Massagem

Aplique óleo aquecido de gergelim ou de aquilária sobre o corpo inteiro e massageie-o por completo, especialmente nas áreas mais tensas. A melhor hora para fazer isso é antes de dormir; se possível, deixe o óleo sobre o corpo durante a noite, uma vez que tem efeito suavizante e terapêutico contra a tensão e o estresse.

Acupressura

Há quatorze pontos de acupressura que devem ser estimulados para reduzir a tensão e o esgotamento dos tipos Lung. (Veja as ilustrações.)

Ponto 1	Topo da cabeça (fontanela)
Ponto 2	Fontanela posterior
Ponto 3	Fontanela anterior
Pontos 4 e 5	Fontanela bilateral posterior
Pontos 6 e 7	Fontanela bilateral anterior
Ponto 8	7ª vértebra cervical (principal ponto de tensão dos tipos de Ar)
Ponto 9	5ª vértebra dorsal (principal ponto de tensão psicológica dos tipos de Ar)
Ponto 10	6ª vértebra dorsal (principal ponto de ansiedade)
Pontos 11 e 12	Centro das palmas das mãos e entre os dedos
Pontos 13 e 14	Centro das solas dos pés e entre os dedos dos pés
Ponto 15	Sobre o esterno e entre os mamilos

Desses pontos, os principais são 1, 6, 7, 8, 9, 10 e 15.

Como Aplicar a Acupressura

1. Umedeça com óleo de gergelim aquecido os pontos a serem tratados.
2. Use o polegar ou a base dos dedos indicador, médio e anular. Comece com uma pressão moderada e aumente-a aos poucos até chegar a uma pressão profunda, que deve ser conservada por 15 a 20 segundos.
3. Depois da acupressura, gire o polegar sobre o ponto sete vezes e passe para o ponto seguinte.

– Comportamento –

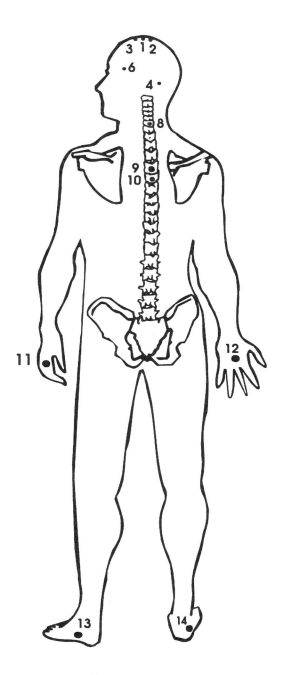

Pontos de Acupressura

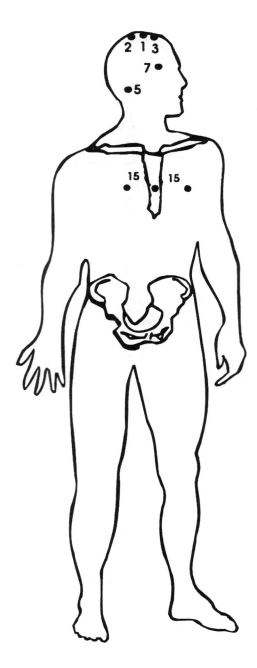

Pontos de Acupressura

4. Ao girar o polegar, recite o mantra de cura NAD SOD DHON SOD, que significa: "Eliminar a dor e o sofrimento, eliminar a causa da dor e do sofrimento."

Caso a técnica exposta acima não surta efeito, misture uma colher de chá de noz moscada em pó com uma colher de chá de cevada. Ponha essa mistura num pedaço de pano e enxarque-o de manteiga derretida ou óleo de gergelim aquecido. Quando estiver quente o suficiente, aplique a compressa sobre os pontos determinados acima. Quando a compressa esfriar, aqueça-a de novo e aplique-a sobre o ponto seguinte. No decorrer deste tratamento e de todos os outros tratamentos de massagem, a pessoa de Lung deve estar bem protegida debaixo de um cobertor quentinho.

Meditação

Os seguintes tipos de prática meditativa não são recomendados para os tipos Lung:

- toda meditação que exija concentração intensa
- qualquer tipo de meditação que se prolongue por períodos extensos, ou seja, por mais de duas horas
- qualquer meditação de visualização que envolva a concentração no coração

Os tipos de meditação recomendados para as pessoas de tipo constitucional Lung são os seguintes:

- meditação suavizante e relaxante
- meditação que diminui a excitação mental e a distração

Meditações Suavizantes e Relaxantes
Meditação 1

1. Sente-se numa posição confortável.
2. Inspire e expire naturalmente três vezes, concentrando-se na sensação da respiração.
3. Quando inspirar da quarta vez, sincronize com a inspiração a recitação mental do mantra OM.
4. Depois, retendo a respiração, sincronize com a retenção a recitação mental do mantra AH.

5. Soltando o ar, sincronize com a expiração a recitação mental do mantra HUNG.

Faça isso tantas vezes quantas forem necessárias.

Meditação 2

1. Sente-se na posição do lótus ou padmásana, cruzando as pernas sobre as coxas, e junte as mãos na altura do umbigo, com as palmas voltadas para cima, a mão direita sob a esquerda. Mantenha as costas e o pescoço eretos e o peito projetado para a frente. Não tenha preguiça nem deixe cair o corpo. Fique de olhos fechados. Se essa posição for muito difícil, sente-se na posição do meio-lótus.
2. Respire fundo a partir do baixo abdômen, inspirando o ar através de ambas as narinas. Ao mesmo tempo, puxe para cima os cotovelos e os ombros, contando ritmadamente até 5.
3. Sem solução de continuidade, tampe a narina direita com o dedo médio da mão direita e solte o ar pela narina esquerda, num movimento longo, profundo e suave. Ao mesmo tempo, conte ritmadamente até 5.
4. Sem parar, tampe a narina esquerda, desta vez com o dedo médio da mão esquerda, e expire pela narina direita com um movimento longo, profundo e suave, contando ritmadamente até 5. REPITA O EXERCÍCIO INTEIRO TRÊS VEZES.
5. Sem parar, inspire profundamente através de ambas as narinas, contando ritmadamente até 5, e expire através de ambas as narinas contando ritmadamente até 5.
6. Agora, comece a puxar o ar suavemente e, ao mesmo tempo, incline-o para a frente e encoste a testa no chão, contando ritmadamente até 5. Começando a expirar, volte lentamente à posição ereta, contando ritmadamente até 5.

REPITA O EXERCÍCIO INTEIRO TRÊS VEZES.

Meditação 3

1. Sente-se numa posição confortável e concentre-se na sua respiração.
2. Imagine um objeto alguns metros à sua frente.
3. Imagine que esse objeto é azul e emite um raio de luz curativa que é absorvido por você.
4. Deixe que sua mente se concentre naturalmente no aspecto curativo e relaxante do objeto. Não faça juízos mentais sobre o que está acontecen-

do e, caso se distraia, não tente lutar contra as distrações, mas direcione a mente suavemente de volta ao objeto de concentração.

TIPOS CONSTITUCIONAIS DE FOGO (TRIPA)

MUDANÇAS AMBIENTAIS E COMPORTAMENTAIS
- Evite atividades que envolvam tensão e esgotamento mentais e físicos excessivos, especialmente à tarde, entre o meio-dia e as oito da noite.
- Evite dormir durante o dia.
- Não faça exercícios físicos em excesso.
- Os exercícios físicos devem ter o objetivo de diversão e relaxamento, não de competição.
- Não se exponha excessiva ou regularmente à luz solar direta e a fontes de calor.
- Tome gosto pelo oceano e pela brisa fresca.
- Tome banhos frios e use óleos dotados do poder de esfriar, como o óleo de sândalo e o de girassol, para fazer massagens.

MASSAGEM
Devem-se evitar a massagem dos tecidos profundos e a massagem de corpo inteiro feita com óleos pesados. Toda massagem deve ser feita somente sobre a área específica que está dando problemas. Devem-se usar óleos que esfriam, como os de sândalo, jasmim ou cártamo.

Em lugar de fazer massagem, a pessoa pode lançar jatos fortes de água de ervas, fria, sobre as partes tensas e cansadas do corpo.

Para suavizar e relaxar os músculos doloridos e cansados, a pessoa de Fogo pode ainda fazer um tratamento de transpiração. Para suar, deve envolver o corpo num cobertor quente.

MEDITAÇÃO
Em geral, os tipos Tripa reagem bem às meditações feitas em vista de um objetivo específico — como aquelas que já demonstraram ter o poder de aliviar o estresse ou fazer regredir certos estados patológicos, como a pressão alta. Os outros tipos de meditação — especialmente as dotadas de um conteúdo abstrato ou idealista — não atraem as pessoas de Fogo.

Recomendam-se os seguintes tipos de meditação:

- técnicas de meditação de reconhecido efeito medicinal (entre as quais o *biofeedback*), que ajudam a aliviar a tensão ou outros estados patológicos
- meditações sobre o amor e a paciência

Técnicas de Meditação de Reconhecido Efeito Medicinal

Meditação 1

1. Sente-se numa posição confortável, com as costas retas.
2. Respire três vezes de forma suave e natural.
3. Quando estiver relaxado, inspire e, ao mesmo tempo, contraia ou tensione os músculos dos calcanhares. Ao expirar, relaxe os calcanhares.
4. Repita o mesmo processo, desta vez contraindo e relaxando as panturrilhas; depois, os músculos da coxa; depois, os do abdômen; depois, dos braços e dos ombros; e, por fim, do pescoço.
5. Respire normalmente três vezes.
REPITA TRÊS VEZES O EXERCÍCIO INTEIRO.

O exercício apresentado acima é chamado de "Reação de Relaxamento" e foi aplicado num contexto clínico pelo Dr. Herbert Benson, da Faculdade de Medicina de Harvard. O dr. Benson constatou que o exercício é útil para aliviar a ansiedade, a tensão, a insônia e outros problemas relacionados ao estresse.

Meditação 2 (Meditação sobre o Amor)

1. Sente-se numa posição confortável e visualize à sua frente as pessoas de quem você não gosta, atrás de você as que você mais ama, e aos seus lados direito e esquerdo as que você não conhece.
2. Forme o desejo sincero de que todas elas — especialmente as de quem você não gosta — alcancem a felicidade e a bem-aventurança. Imagine depois que elas já alcançaram essa felicidade e essa bem-aventurança. Conserve na mente essa imagem.
3. Observe por quanto tempo sua mente é capaz de aceitar a imagem de todas as pessoas de quem você não gosta alcançando a felicidade através do seu desejo de que elas assim o façam.
4. Depois, visualize a realidade do estado em que se encontram todas as pessoas que o rodeiam. Todas elas, de um modo ou de outro, estão

presas no sofrimento e na dor. Visualmente, com o olho da imaginação, reconheça a dor e o sofrimento delas.

5. Agora, gere o desejo ardente de que todas elas se libertem dessa dor e desse sofrimento. Recite mentalmente estas palavras: "Que os meus inimigos e as pessoas de quem não gosto nem preciso gostar, as pessoas que não conheço nem preciso conhecer, e as pessoas que amo profundamente de todo o meu coração, alcancem igualmente e sem nenhuma diferenciação a felicidade e se libertem da dor."

OS TIPOS CONSTITUCIONAIS DE ÁGUA (BAGAN)

MUDANÇAS AMBIENTAIS E COMPORTAMENTAIS

- Evite dormir mais de sete ou oito horas por noite, e renuncie definitivamente a dormir durante o dia, em qualquer horário que seja.
- De manhã cedinho e tarde da noite, evite todas as atividades que exijam demasiado esforço ou causem demasiada tensão.
- Pratique regularmente exercícios fortes e que o forcem a movimentar-se bastante.
- Não freqüente lugares úmidos (planícies inundadas, pântanos, etc.) e não se exponha ao tempo úmido. Tome o máximo possível de sol e exponha-se ao calor.
- Não se exponha demais à água e aos ventos frescos e frios.
- Busque todas as espécies de estimulação sensorial; evite usar o mesmo órgão sensorial por muito tempo (assistindo à televisão durante suas horas de lazer, por exemplo).

MASSAGEM

Recomenda-se a massagem dos tecidos profundos, sem óleo ou com um mínimo de óleo. Não se recompensa a massagem de corpo inteiro. Entretanto, é altamente recomendável que os tipos Bagan esfreguem o corpo todo com farinha de grão de bico depois da massagem.

MEDITAÇÃO

Em geral, o tipo de meditação recomendada para os tipos de Água é ativa e estimulante, e não sedativa, interiorizante e relaxante. Isso porque essas pessoas já são predispostas à introversão e à obtusidade, características que, nesse caso, a meditação pode fazer crescer. Por causa disso, recomendam-se meditações estimulantes, ativas e voltadas para o exterior.

Meditação 1

1. Sente-se numa posição confortável e respire naturalmente três vezes.
2. Quando completar um ciclo respiratório, conte-o mentalmente como "um"; conte o seguinte como "dois"; prossiga até o 10.
3. Depois do décimo ciclo, conte o seguinte como 9 e volte até o 1.
REPITA O EXERCÍCIO TRÊS VEZES.

Meditação 2

1. Sente-se numa posição confortável e visualize sua mente como uma bola brilhante feita de pura luz, do tamanho de uma bola de gude. Imagine que a bola se localiza no seu coração.
2. Depois, recitando em voz alta o mantra FAT, imagine que a bolinha de luz que é sua mente se eleva como um rojão por dentro do seu corpo até o topo da cabeça e, saindo por aí, projeta-se no espaço.
REPITA ESSE EXERCÍCIO TRÊS VEZES OU MAIS.

O Comportamento e a Prática Espiritual

Os budistas definem o comportamento espiritual como *trilhar o caminho da sabedoria e da compaixão a fim de obter características que nos permitam trabalhar com eficiência para o benefício dos outros e, nesse processo, alcançar a nossa própria libertação*. A mera obtenção do prazer e dos confortos dos cinco sentidos é temporária e não tem absolutamente nada que ver com o verdadeiro sentido da vida humana. Eis algumas das etapas básicas da prática e do comportamento espiritual:

- Identifique o seu objetivo e a necessidade que você tem de dedicar-se à prática espiritual.
- Identifique o que o motiva a buscar uma prática espiritual.
- Identifique o seu atual sistema de crenças e valores.
- Busque uma fonte autêntica de informação sobre o caminho espiritual. Talvez valha a pena esforçar-se para encontrar um mestre verdadeiro, ou seja, um mestre que pratica o que prega, faz uso de recursos espirituais autênticos e de uma doutrina autêntica nos seus ensinamentos e tem ao redor de si um grupo de praticantes equilibrados e bem-intencionados.
- Estude, ouça e contemple o que você aprendeu. Passe pelo menos trinta minutos por dia nessa contemplação.

- Passe um fim de semana por mês em retiro.
- Planeje sua prática espiritual junto com suas outras prioridades na vida, dando atenção aos conselhos do seu instrutor espiritual.
- De tempos em tempos, avalie sua prática espiritual e pense em como ela fez mudar o seu comportamento nos últimos seis meses.
- Mantenha um diário dos principais acontecimentos espirituais da sua vida, dos ensinamentos que recebeu e dos retiros que fez.

Para os que buscam seriamente intensificar e conservar sua saúde física por meio da prática espiritual, dedicaremos dois capítulos deste livro, nos quais exporemos um programa específico de trabalho espiritual básico.

7
O Pancha Karma Tibetano: Tratamento de Integração da Mente e do Corpo

INTRODUÇÃO

O tratamento chamado pancha karma teve sua origem no Ayurveda, a "ciência da vida" dos hindus; entretanto, os tibetanos modificaram o pancha karma a fim de atender às necessidades locais e às diferenças ambientais. Já fazem alguns séculos que o tratamento de pancha karma foi praticamente abandonado no Tibete, mas o Instituto Budista Tibetano de Bem-Estar e Aconselhamento está começando a retomar essa prática.

Na língua tibetana, o pancha karma é chamado de Las Nga, que significa "cinco ações", as cinco técnicas terapêuticas de desintoxicação e rejuvenescimento. O pancha karma é usado para fins terapêuticos e preventivos. Terapeuticamente, é altamente recomendado para vários distúrbios, que vão desde problemas psicológicos, como a ansiedade e a depressão, até problemas físicos, como a artrite, problemas gastrointestinais, distúrbios neuromusculares, etc. Falaremos do uso e dos benefícios do pancha karma para a conservação da saúde e a integração psicofísica.

As cinco principais técnicas de purificação, regeneração e terapia são a lavagem intestinal, o uso de purgantes, a emese ou vomitório, a estimulação nasal e a desintoxicação sangüínea. Além disso, existem formas secundárias de pancha karma, como pingar óleo em certas partes do corpo, aplicar compressas de ervas, etc.

Todas as formas de tratamento por pancha karma dividem-se em duas etapas: o tratamento preliminar e o tratamento propriamente dito.

O TRATAMENTO PRELIMINAR

OLEOTERAPIA

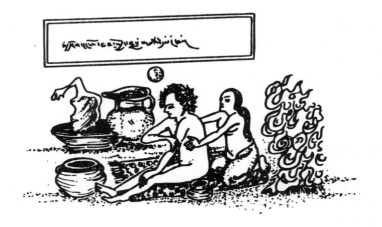

O tratamento preliminar tem a função de preparar o paciente para o pancha karma propriamente dito, e é em si mesmo composto de duas formas de tratamento. A primeira parte consiste na aplicação de óleo e massagem, que envolve a escolha do óleo apropriado — tipicamente, um óleo medicado com ervas — e a aplicação desse óleo sobre o corpo do paciente, para fins de estimulação e massagem. Isso não serve somente para relaxar o paciente, seus músculos e seu corpo, mas também para estimular e excitar as toxinas localizadas nas partes superficiais do corpo, como os músculos e a pele, e encorajar as toxinas internas a congregar-se na região gastrointestinal para ser eliminadas.

SAUNA DE ERVAS E BANHOS

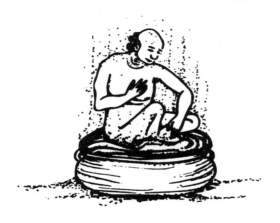

Depois da oleoterapia com massagem, o paciente é submetido a uma sauna de ervas medicinais e passa de quinze a trinta minutos numa câmara fechada. Várias combinações de ervas podem ser utilizadas, dependendo da tipologia constitucional do paciente, mas a combinação mais popular, feita com cinco ervas do Himalaia, é conhecida como os cinco néctares herbáceos. O objetivo da sauna é o de relaxar ainda mais os músculos e, sobretudo, provocar a eliminação das toxinas externas dos músculos e da pele por meio da transpiração e do vapor. Esse tratamento primário combinado, além de ter os efeitos detalhados acima, ajuda também a melhorar a compleição, reduzir o peso, aumentar a lucidez e limpar a pele.

OS CINCO TRATAMENTOS DO PANCHA KARMA

As combinações de tratamentos de pancha karma variam de acordo com a tipologia constitucional do paciente e o tipo de doença que ele apresenta. Entretanto, a recomendação geral é a seguinte:

Enema	Para distúrbios ou constituições Lung
Purgativos	Para distúrbios ou constituições Tripa
Vomitório	Para distúrbios ou constituições Bagan
Estimulação nasal	Para alergias, dores de cabeça e problemas nos sínus
Desintoxicação sangüínea	Para infecções fermentáceas, alergias de origem sangüínea e excesso de toxinas no sangue

Tradicionalmente, a duração do tratamento de pancha karma variava de acordo com o objetivo: medicinal, preventivo ou de rejuvenescimento. Quando é usado para fins medicinais, o tratamento é regular e prolongado e envolve muitas sessões. Para fins de rejuvenescimento e prevenção, o tratamento se realiza em poucas sessões, que variam de acordo com as mudanças das estações.

Para determinar o tipo de pancha karma a ser usado, é absolutamente necessário proceder a uma avaliação inicial do paciente e a um levantamento do seu histórico médico. Essa avaliação envolve um exame físico, a tomada do pulso, um exame de urina e um questionário, bem como a determinação do histórico de saúde do paciente.

O PANCHA KARMA PROPRIAMENTE DITO

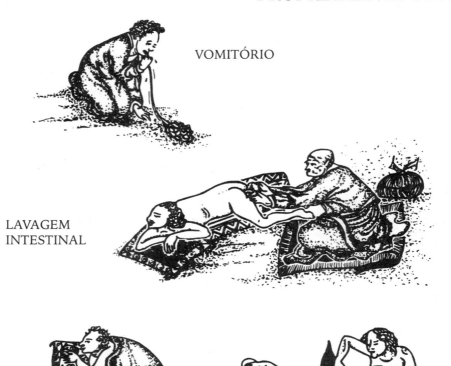

VOMITÓRIO

LAVAGEM INTESTINAL

PURGAÇÃO

TERAPIA NASAL

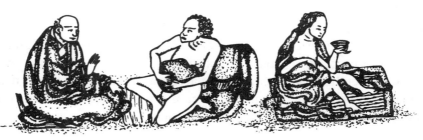

APLICAÇÃO DE COMPRESSAS

PURIFICAÇÃO DOS CANAIS

O Uso de Enemas, Purgantes e Vomitórios (Eméticos)

Enemas:	Usados terapeuticamente quando manifestam-se distúrbios de tipo Lung
Estes são:	Constipação, distensão abdominal, dores na região lombar, dor ciática, artrite, nervosismo, tensão, dor de cabeça, excessiva perda de peso e distrofia muscular
	Usados profilaticamente para os tipos de Ar, especialmente no verão
Purgantes:	Usados terapeuticamente quando manifestam-se distúrbios de tipo Tripa
Estes são:	Febre crônica, vermes, icterícia e doenças de pele
	Usados profilaticamente para os tipos de Fogo, especialmente no fim do verão e começo do outono
Vomitórios:	Usados terapeuticamente quando manifestam-se distúrbios de tipo Bagan
Estes são:	Tosse, resfriado, náuseas, perda de apetite, doenças respiratórias, problemas crônicos dos sínus nasais e obstruções linfáticas
	Usados profilaticamente para os tipos de Água, especialmente no começo da primavera

Com base nessa avaliação, determina-se a combinação de tratamentos do pancha karma. O programa inclui também tratamentos secundários, como o gotejamento de óleo, o uso de compressas de ervas, etc., além dos enemas, purgantes, vomitórios, estimulação nasal e desintoxicação do sangue.

O tratamento por gotejamento de óleo (shiridara) é um apêndice do pancha karma e foi criado para induzir um estado de consciência caracterizado pela tranqüilidade e pela alegria. Usa-se normalmente o óleo de gergelim aquecido. O paciente deita-se sobre uma mesa de massagem e o óleo goteja sobre o ponto localizado entre as sobrancelhas, um pouco acima delas (o "terceiro olho"). Por cinco minutos, o óleo goteja; depois, por dez minutos, o óleo flui ininterruptamente sobre o ponto. No decorrer desse período, o paciente deve concentrar todas as suas funções mentais na sensação do gotejar do óleo, e entrar assim num estado mental calmo e tranqüilo. Depois, deve concentrar-se na sensação do escorrer do óleo, que provoca uma sensação intensa de bem-estar. Quando entra nesse estado, o paciente é encorajado a ficar atento a qualquer imagem que lhe apareça na consciência.

Depois do gotejamento de óleo, administra-se o tratamento nasal e facial, que consiste numa aplicação de óleo no rosto, seguida por uma massagem facial e a aplicação de compressas quentes. Quando da aplicação das compressas, deixam-se rodelas de pepino sobre os olhos a fim de esfriar esses órgãos e limpar a pele. A tudo isso segue-se o tratamento de estimulação nasal. Dependendo dos sintomas e da tipologia constitucional do paciente, diversas ervas podem ser usadas para compor as gotas nasais. A combinação mais comum é a de gengibre com açúcar mascavo líquido, pingada nas narinas. Este medicamento nasal em particular serve para limpar os sínus nasais, melhorar a memória, gerar energia no cérebro, melhorar a circulação e aumentar o tônus do funcionamento neuromuscular no corpo inteiro.

Para os distúrbios e tipologias de Ar (Lung), segue-se uma massagem nutritiva com leite medicado com ervas, cuja finalidade é a de tonificar, fortalecer e nutrir a pele e os músculos. Depois desse tratamento, recomenda-se que o paciente purifique-se internamente por meio de lavagens intestinais, do uso de purgantes e de vomitórios, tudo isso já em casa. Aos pacientes que sofrem de intoxicação do sangue recomenda-se o uso de ervas dotadas do poder específico de limpar o sangue.

Além de tudo isso, prescreve-se uma dieta baseada nas diretrizes nutricionais, dieta essa que o paciente deve seguir durante o período do tratamento; recomenda-se, por fim, uma dieta de longo prazo. Sempre que necessário, prescrevem-se ervas nutritivas para aumentar a vitalidade e a harmonia dos sistemas energéticos do corpo.

Os Tratamentos de Pancha Karma para as Três Tipologias

	Ar (Lung)	Fogo (Tripa)	Água (Bagan)
1	Massagem de corpo inteiro com óleo de gergelim	Sem massagem, ou massagem leve com óleo de jasmim ou de sândalo	Massagem dos tecidos profundos com pouco ou nenhum óleo
2	Sauna de ervas	Sauna de ervas	Sauna de ervas
3	Shiridara	Nasaya	Nasaya
4	Aconselhamento	Shirada	Aconselhamento Shirada
5	Nasaya	Purgantes	Compressas quentes
6	Massagem nutritiva		Vomitório
7	Lavagem intestinal		

8
Herbiterapia

INTRODUÇÃO

A farmacologia tibetana é singular, mas é fato que incorporou boa parte do sistema fitoterápico ayurvédico e certas partes do sistema chinês a fim de criar um sistema de ervas medicamentosas completo e integrado. Antes do advento do famoso mestre budista indiano Nagarjuna, o Ayurveda era sobretudo um sistema herbiterápico. Nagarjuna introduziu no Ayurveda a arte da alquimia, e logo o uso de pedras preciosas, metais preciosos e outros minerais como substâncias terapêuticas tornou-se um ramo fascinante do sistema medicinal indiano. Quando o Ayurveda chegou ao Tibete, também os tibetanos passaram a usar pedras e metais preciosos, outros minerais e produtos de origem animal junto com as plantas medicinais, e compuseram milhares e milhares de fórmulas medicamentosas específicas. Entretanto, a herbologia continua sendo um ramo autônomo da medicina tibetana, e, no geral, só ervas e outras plantas são usadas como agentes terapêuticos. A literatura farmacológica tibetana trata extensamente dos potenciais das ervas, tanto isoladamente quanto combinadas umas com as outras. Trataremos aqui das ervas que podem ser usadas pelas pessoas em casa, como medicamentos de autocura. O sistema aqui descrito destina-se tão-somente ao uso pessoal, e não deve ser considerado um substituto do tratamento médico com um profissional qualificado.

AS ERVAS TERAPÊUTICAS

Algumas das ervas aqui arroladas podem não ser encontradas nas lojas de ervas, exceto nas que vendem ervas indianas ou no Instituto Budista Tibetano de Bem-Estar e Aconselhamento.

Açafrão: É muito mais frio e mais potente do que o cártamo. Tem os mesmos efeitos terapêuticos deste e é normalmente cozido com arroz.

Alho (*Allium sativum*): Tem gosto picante e efeito calorígero. Tomado em infusão ou em pó, é eficaz contra calafrios, para a eliminação de toxinas e gases e para todos os distúrbios de Ar. No geral, o alho é anti-Ar e anti-Água, e pode aumentar ligeiramente o Fogo.

Angélica (*Angelica archangelica*): A raiz seca dessa planta tem gosto picante, doce-amargo, e efeito terapêutico quente sobre o corpo. É anti-Ar e anti-Água e tende a aumentar o Fogo. A raiz de angélica, quando tomada em pó ou em decocção, colabora para a distensão de todas as cavidades do corpo e é eficaz como diurético. Aumenta o calor digestivo e alivia o resfriado e a "febre do feno" (um tipo de alergia).

Anis: O anis tem gosto picante e efeito terapêutico quente sobre o corpo. É útil como digestivo e alivia a flatulência e a distensão abdominal. O anis é anti-Ar, mas seu efeito sobre os outros dois nepas é quase neutro. Pode ser tomado em pó ou em decocção.

Aquilária (*Aquilaria agollocha*): A casca da árvore pulverizada tem sabor amargo e picante e seu efeito sobre o corpo é levemente quente e pesado. Tomada como decocto, é excelente relaxante, sedativo e tônico para os nervos.

Ashwagandha (*Withania somnifera*): A raiz de ashwagandha tem sabor doce-amargo e efeito levemente calorígero sobre o corpo. Tomada em pó ou como decocto, ela é tônica, rejuvenescedora, afrodisíaca, sedativa e diurética. Aumenta o calor dos rins e é anti-Água.

***Asparagus racemosis*:** Sua raiz tem gosto doce e amargo e efeito refrigerante; é eficaz contra a bronquite, os distúrbios crônicos do pulmão, a constipação, o diabetes, as congestões linfáticas e os inchaços em geral. Serve também como tônico, rejuvenescedor e afrodisíaco. Pode ser tomada em pó ou em decocção.

Assafétida: A resina da assafétida e a erva em pó têm odor e sabor fortes e penetrantes e têm o efeito de esquentar. A assafétida é excelente contra a flatulência, um laxante natural, antiespasmódica e digestiva. Promove a circulação. É anti-Ar e anti-Água, mas tende a aumentar o Fogo. Pode ser tomada em quantidades mínimas como decocto, ou sob a forma de pó. Lentilhas cozidas com uma pitada de assafétida servem para aliviar a digestão e os gases.

Canela: A casca, tomada em pó ou como infusão, tem gosto doce e picante e efeito calorígero sobre o corpo. Aumenta o calor corporal e é eficaz contra diarréia, gases, frio na barriga, tosse, asma, dor de dente e dores nervosas.

Cardamomo (*Elettaria cardamomum*): Suas sementes verdes têm um gosto amargo e picante e um efeito calorígero. Tomado com infusão, em pó ou mesmo com as refeições, o cardamomo é estimulante e carminativo e é eficaz contra problemas de circulação, cólicas abdominais, gases, indigestão e problemas de absorção dos nutrientes. Estimula os rins. É anti-Água e anti-Ar, mas aumenta o Fogo.

Cártamo: Suas sementes têm efeito doce e esfriante. São eficazes contra hemorragias, anemia e para a desintoxicação do fígado.

Coentro: Tomado como infusão ou em pó, ou simplesmente cozido com legumes, é estimulante, carminativo, digestivo e excelente para convalescentes. Tem gosto doce e picante e efeito neutro sobre o corpo.

Cominho: As sementes do cominho, moídas e usadas para temperar a comida ou o leite (uma pitada), ajudam a aliviar as dores e cólicas abdominais e aumentam o calor do corpo em virtude do seu sabor amargo e picante.

Cravo: As sementes do cravo, moídas e usadas para fazer chá ou simplesmente cozidas junto com o alimento, têm gosto amargo e picante e o efeito de aquecer o corpo. O cravo é um digestivo. Alivia a dor, a tosse, a congestão nasal, os resfriados e todos os problemas de sínus. O cravo é anti-Água e anti-Ar, mas pode aumentar um pouco o Fogo.

Cúrcuma: Pulverizada e usada como tempero, tem efeito amargo e esfriante e colabora para a eliminação das toxinas, a cura de feridas quando aplicada diretamente sobre elas, a redução de infecções e inflamações e a cura de hemorróidas. A cúrcuma também pode ser tomada como decocto.

Dente-de-leão: Suas raízes são doces e amargas e têm o efeito de esfriar o corpo. Podem ser tomadas sob a forma de infusão, decocto ou em pó e são eficazes contra as disfunções do fígado, a icterícia, as pedras na vesícula e a congestão dos nódulos linfáticos. O dente-de-leão aumenta a Água e o Ar.

Efedra: Sua raiz é picante, amarga e adstringente e tem efeito calorígero sobre o corpo. Tomada sob a forma de decocto, colabora para aliviar dores, resfriados e calafrios e induz a transpiração.

Erva-doce (*Foeniculum vulgare*): Suas sementes podem ser tomadas em infusão ou em pó. Seu efeito amargo, picante e calorígero a torna um excelente digestivo. Aumenta o calor do estômago e do baço e colabora para o alívio de dores e cólicas estomacais.

Gengibre: Tem sabor picante e adstringente e efeito calorígero sobre o corpo. Tomado como infusão ou como tempero do alimento, ajuda a diluir o sangue, a aumentar o calor digestivo e o calor do baço, a reduzir as dores e os gases, a eliminar a tosse e a congestão nasal e a limpar os sínus nasais.

Gergelim: Suas sementes têm gosto picante, qualidade aguda e efeito calorígero sobre o corpo. Tomado com o alimento, o gergelim aumenta o calor digestivo e fortalece o corpo como um todo.

Gotu kola (*Hyedrocotyle asiatica*): A folha da gotu kola tomada em pó é eficaz para a eliminação do muco, para a limpeza dos sínus e para estimular os tecidos cerebrais e a memória.

Hibisco: O hibisco tem sabor doce e efeito de esfriar. É recomendado para casos de diarréia, erupções de pele, alergias, infecções do sangue, dificuldades menstruais ou dores na menstruação e cistite. Pode ser tomado sob a forma de infusão ou em pó. O hibisco é anti-Fogo e tende a aumentar a Água e o Ar.

Pimenta-do-reino (*Piper nigrum*): É um estimulante picante que aumenta o calor digestivo. Pode-se pôr, nas refeições, uma pitada ou mais. É anti-Ar e anti-Água, mas aumenta o Fogo.

Selo-de-salomão (*Polygonatum cirrhifolium*): A raiz é doce e neutra.

Sementes de pepino: Têm gosto amargo e efeito de esfriar o corpo. Ajudam a eliminar os distúrbios causados pelo excesso de calor corporal e as inflamações no estômago e no intestino, e são eficazes, além disso, no combate às hemorróidas. São anti-Fogo, mas aumentam o Ar e a Água.

Urtiga: As folhas desta planta têm sabor picante e amargo e qualidade calorígera. Tomadas sob a forma de uma sopa, são excelentes contra os distúrbios de Ar, como a insônia e o estresse generalizado. Tomadas sob a forma de chá, também são eficazes como diurético.

Uvas passas (pretas): Podem ser ingeridas diretamente ou cozidas com arroz, etc., e são eficazes contra resfriados, gripe, dor de garganta ou distúrbios crônicos do pulmão. Têm sabor doce e o efeito de esfriar o corpo.

Formulações Genéricas para Distúrbios de Ar (Lung)

Aquilária 35 é eficaz contra gripe, calafrios, dores nas articulações, insônia, dor e tensão na parte superior das costas, ansiedade e hiperventilação.

Aquilária 18 é eficaz contra depressão, ansiedade, dor no peito e confusão mental.

Vimalamitra é eficaz contra histeria, sensação de vazio, fragmentação mental, ansiedade e ataques de pânico.

Formulações Genéricas para os Distúrbios de Fogo (Tripa)

Tikta 25 é eficaz contra distúrbios frios e quentes de natureza Tripa, com os seguintes sintomas: dor de cabeça, gosto amargo na boca, letargia, náusea, indigestão. Toma-se uma pílula com água antes do almoço.
A *Tikta 25* é composta de *Swertia chirata, Swertia petiolata, Phlogacanthus pubinervius, Herpetospermum caudgerum, Holarrhena antidysenterica, Vitis vinifera, Gentiana tibertica, Aconitum herterophyllum, Myristica fragrans, Terminalia chebula, Saussurea lappa, Bambusa textilis*, piche mineral, *Veronica ciliata, Punica granatum, Carthamus tinctorius, Elettaria cardamomum, Piper longum*, bile de urso, *Eugenia caryophyllata, Acacia catechu, Datura sp., Arenaria glanduligera*, laca e *Sabina recurva*.

Serdog 11 (Cor Dourada 11) é eficaz contra os distúrbios de natureza Tripa com sintomas como dores no estômago, no intestino, no fígado e na vesícula biliar; náusea e dor de cabeça; pedras na vesícula; halitose ou gosto amargo na boca. Tome uma pílula antes do almoço.

Serdog 11 é feito de *Terminalia chebula*, cânfora negra, *Aconitum heterophyllum*, *Embvelia ribes*, almíscar, *Aconitum spicatum*, *Hypercoum leptocarpum*, piche mineral, *Punica granatum*, *Herpetospermum caudgerum* e *Rosa sericea*.

Formulações Genéricas para os Distúrbios de Água (Bagan)

Sedru 5 (Romã 5) é eficaz para aumentar o calor estomacal, como digestivo e carminativo e para aliviar dores nos rins e nos quadris devidas à falta de calor estomacal. Tome uma pílula antes do café da manhã.

Sedru 5 é composto de *Punica granatum*, *Cinnamomum zeylanicum*, *Piper longum*, *Elletaria cardamomum* e *Hedychium spicatum*.

Ruta 6 (Saussurea 6) é uma fórmula genérica eficaz contra gastrite, cólica, eructação, inflamação do estômago, vômitos, náuseas e flatulência. Tome uma pílula com água morna antes do café da manhã.

Ruta 6 é composto de *Saussurea lappa*, *Emblica officinalis*, *Punica granatum*, *Veronica ciliata*, *Elettaria cardamomum* e *Piper longum*.

QUALIDADES DAS ERVAS E FÓRMULAS HERBÁCEAS

ERVA	NATUREZA/ SABOR	TERAPIA/AÇÃO	EFEITO ENERGÉTICO	ALIMENTOS/ PREPARAÇÃO	ERVA COMPLEMENTAR
Açafrão *Crocus sativa* Estames	Esfria mais ainda Mais forte que o cártamo		Fogo	Doces, pilaus, halewa de amêndoas (marzipan)	
Açúcar mascavo Em pedaços, moído ou derretido	Esquenta Doce Nutritivo	Fadiga, tensão muscular. Tontura, estresse. Aumenta o calor corporal. Rejuvenesce a força do corpo.	Ar	Sobremesas, cereais, arroz, legumes, carne, chá.	Gengibre Aquilária
Alcaçuz *Glycyrrhiza glabra* Raízes moídas	Neutro Doce	Tosse e problemas respiratórios. Elimina a febre. Elimina vômitos e dor de garganta.	Água Fogo	Bebidas, sobremesas, chá. FERVIDO OU COZIDO	Gengibre Canela
Alho *Allium sativum* Bulbo	Esquenta Picante (quente)	Calafrios, febre. Elimina microorganismos e toxinas. Distúrbios e erupções da pele. Estimulante, especialmente do coração.	Calor de Água/Ar Água Ar	Manteiga, queijo, arroz, carne, legumes, ou sozinho, com mel. COZIDO, REFOGADO, SALPICADO SOBRE O ALIMENTO	Cominho Coentro Gengibre Cúrcuma
Angélica *Angelica archangelica* Raízes secas	Esquenta Doce-Amarga -Quente	Rejuvenesce o sangue. Abre os vasos sangüíneos e outras cavidades do corpo. Eficaz contra a retenção de fluidos. Diurética, aumenta o calor.	Ar/Água Ar	Cozinhe a raiz em água até amaciar. Pode ser comida como legume ou em forma de sopa. COZIDA	Cominho
Anis Semente	Esquenta Quente-Picante	Digestivo. Alivia a flatulência. Diminui o calor corporal.	Ar	Com carne, ovos, queijo, legumes, compotas. REFOGADA - SALPICADA NO ALIMENTO DURANTE O COZIMENTO	Cominho Coentro Gengibre
Aquilária Raízes, ramos, moídos	Neutra Amarga-Quente	Ansiedade. Relaxante dos nervos.	Calor ígneo	Cereais, carnes, chá, legumes REFOGADA	Cravo - Cominho - Alho Coentro - Gengibre
Ashwaganda *Withania somnífera* Raiz seca	Neutra Doce-Amarga	Diurético. Rejuvenescedor. Aumenta o calor dos rins.	Água	Cozinhe a raiz seca e sirva-a como mais um prato da refeição.	Cardamomo - Cominho Coentro - Gengibre
Assafétida Resina, ou moída	Esquenta Quente-Picante	Digestivo. Alivia a flatulência. Aumenta o calor corporal.	Ar Água	Com feijão, cereais, carne, legumes. Nunca com laticínios ou ovos. REFOGADA - SALPICADA NO ALIMENTO DURANTE O COZIMENTO	Cominho Coentro Cúrcuma Açúcar mascavo

ERVA	NATUREZA/ SABOR	TERAPIA/AÇÃO	EFEITO ENERGÉTICO	ALIMENTOS/ PREPARAÇÃO	ERVA COMPLEMENTAR
Azaléia Flores	Esfria Amarga	Infecções dos rins. Envenenamento. Estanca hemorragias. Regula a menstruação.	Fogo	Chá	
Canela *Cinnamomum zeylonica* Casca moída	Esquenta Quente-Doce	Induz o calor corporal. Eficaz contra diarréia, gases, frio na barriga, fígado.	Ar-Água Fogo	Sobremesas, pratos preparados com frutas, legumes, carne, chá SALPICADA	Cardamomo - Cravo Erva-doce Gengibre
Cardamomo *Eletteria cardamomum* (verde) Semente	Esquenta Quente-Amarga	Aumenta o calor corporal e o calor digestivo. Bom para o sistema imunológico.	Água Ar	Chá, leite, sobremesas, arroz, raízes, almôndegas, carne. COZIDO AS VAGENS PODEM SER USADAS PARA O PREPARO DO PILAU (prato da culinária oriental) MOÍDO PARA USO AROMÁTICO EM DOCES	Canela Gengibre Cominho Coentro
Cártamo *Carthamus tinctorius* Sementes	Esfria Doce	Sangramentos e hemorragias. Sangue. Anemias. Desintoxicação e purificação. Distúrbios no fígado.	Fogo	Arroz, legumes SALPICADA	
Cebola *Allium cepa*	Esquenta Doce-Quente	Aumenta o apetite e melhora a digestão. Tontura, esquecimento. Zumbido nos ouvidos. Insônia.	Água/Ar	Ovos, carne, legumes, sopa, ensopados. REFOGADA (REFOGAR PRIMEIRO CONDIMENTOS NA MANTEIGA LÍQUIDA, ACRESCENTAR CEBOLAS, DEIXAR, ACRESCENTAR ÁGUA, COZINHAR E ACRESCENTAR OS OUTROS INGREDIENTES PRINCIPAIS)	Pode ser usada só com temperos
Coentro *Coriandrum sativum* Semente	Neutro Quente-Doce-Salgado	Melhora o apetite e a digestão. Gastrite	Ar/Fogo	Saladas, carne, legumes, caril REFOGADO, SALPICADO	Cominho - Erva-doce Alho - Gengibre Cúrcuma
Cominho Sementes moídas	Esquenta Quente-Picante-Amarga	Aumenta o calor corporal. Boa para a digestão e o estômago.	Ar Água	Sopas, carnes, legumes REFOGADA	Erva-doce - Alho - Gengibre Cúrcuma - Coentro
Cravo Semente moída	Esquenta Quente-Amargo	Digestivo. Aumenta o calor corporal. Alivia a ansiedade e a tensão.	Água Ar	Pilau, arroz, sopa, raízes, carne, chá COZIDO	Coentro - Cominho Gengibre - Noz-moscada
Cúrcuma *Curcuma longa* Em pó	Esfria Amarga	Elimina toxinas. Cura feridas e machucados. Elimina infecções e inflamações, hemorróidas.	Fogo Água	Cereais, arroz, legumes, carne, lentilha, ensopados. REFOGADA NA MANTEIGA LÍQUIDA (AS RAÍZES PODEM SER COMIDAS COMO LEGUMES)	Gengibre Cominho Coentro

– Herbiterapia –

ERVA	NATUREZA/ SABOR	TERAPIA/AÇÃO	EFEITO ENERGÉTICO	ALIMENTOS/ PREPARAÇÃO	ERVA COMPLEMENTAR
Dente-de-leão *Taraxacum officinale* Raízes	Esfria Amarga-Doce	Febre, estômago, fígado, articulações (inflamação).	Fogo	Chá	
Efedra Raízes	Esquenta Quente-Amarga-Adstringente	Dores. Induz a transpiração. Resfriados, calafrios, sudorese.	Fogo	Chá ou raiz seca cozida em água e mel. Pode ser comida sozinha, como tira-gosto	
Erva-doce (Funcho) *Foeniculum vulgare* Sementes, moída	Esquenta Amarga-Quente	Digestivo. Aumenta o calor do estômago e do baço. Elimina a dor.	Água Ar	Sobremesas, massas, chá, quiabo, legumes (refogar junto), sopas, carne. SALPICADA, COZIDA	Assafétida - Coentro Cominho - Gengibre
Feno-grego *Trigonella foenumgraecum* Sementes	Neutro-Esquenta Amargo-Picante-Doce (quente)		Água Ar	Chá, ou torrado (usado para fazer conservas ou, em pequenas quantidades, em pratos vegetarianos)	
Genciana *Seniana lutea* Raiz	Esfria Amarga	Distúrbios gerais de calor, como hepatite, icterícia. Diminui o calor do fígado e da vesícula biliar.	Fogo	Chá	Açafrão Açúcar/Mel
Gengibre *Zingiberis officinalis* Raiz, seca ou fresca	Esquenta - Quente Picante - Adstringente	Dilui o sangue. Aumenta o calor digestivo do corpo e o calor do baço. Reduz os distúrbios frios. Elimina dores abdominais e gases.	Água Ar	Sobremesas, cereais, arroz, aperitivos, carnes, legumes, chá. REFOGADO OU SALPICADO; SUCO	Cominho Coentro Cúrcuma Cebola
Cebola Gergelim (branco ou preto) Sementes (tostadas, ficam mais digeríveis)	Esquenta Picante-Agudo (penetrante)	Aumenta o calor corporal e o peso do corpo. Fortalece o corpo.	Ar Água	Sobremesas, sopa, carne, legumes. SALPICADO SOBRE O ALIMENTO, COZIDO JUNTO COM ELE.	
Gotu kola *Hyedrocotyle asiatica* Folhas	Esfria Amarga	Diarréia. Infecções do fígado e dos pulmões. Erupções de pele, alergias.	Fogo	Chá	Mel
Guggul/ Bedélio indiano Resina	Esfria Amargo	Elimina infecções e inflamações. Cura feridas e machucados.	Fogo	Chá	Mel
Hibisco Flores colhidas no outono	Esfria Doce Liso	Diarréia, intestino solto. Erupções e alergias de pele. Estanca o corrimento vaginal e cura infecções do sangue	Fogo	Chá FERVIDO OU COZIDO	

ERVA	NATUREZA/ SABOR	TERAPIA/AÇÃO	EFEITO ENERGÉTICO	ALIMENTOS/ PREPARAÇÃO	ERVA COMPLEMENTAR
Noz-moscada *Myristica fragrans* Sementes	Esquenta Quente-Picante	Ansiedade, tensão. Palpitações, dores no coração. Digestão. Insônia, sedativo. COZIDA, POLVILHADA EM PEQUENAS QUANTIDADES (MEIA COLHER DE CHÁ)	Ar	*Chutney*, chá, frutas em conserva, sopas, legumes, frango, doces, iogurte.	
Pimenta-de-Caiena *Capsicum frutescens* Chili	Esquenta Quente-Picante	Aumenta o calor digestivo. Elimina tumores, microorganismos, hemorróidas. Retenção de fluidos.	Água Ar (ocasionalmente)	Sopas, ensopados, legumes. SALPICADA SOBRE O ALIMENTO	Cominho Coentro Cúrcuma
Pimenta do Reino *Piper nigrum*	Esquenta Quente-Picante	Estimulante. Aumenta o calor digestivo.	Água	Legumes, carnes. REFOGADA OU SALPICADA SOBRE O ALIMENTO	Cominho
Pimenta longa *Piper longum*	Esquenta Quente-Doce	Aumenta o calor corporal e intensifica o fogo digestivo. Pulmões, baço. Distúrbios respiratórios.	Água Ar	Cereais, legumes, sopas. SALPICADA	Cominho Coentro Cúrcuma
Rosa *Rosa macrophylla* Rosada ou vermelha Fruto, miolo da flor	Neutra Doce-Azeda-Amarga	Estanca corrimento seminal (homens e mulheres). Diarréia.	Fogo	Chá	
Rosa *Rosa sericea* Amarela A planta inteira	Esfria Amarga	Febre. Induz a menstruação. Tumores. Cistos nos ovários.	Fogo Chá		
Sândalo *Santalum alba* Branco	Esfria Adstringente	Febre, inflamações, pele, coração, pulmões, músculos.	Fogo	Chá	
Sândalo *Santalum alba* Vermelho	Esfria Adstringente	Sangue, distúrbios do calor e do Ar, purificante. Em uso externo, reduz os inchaços externos.	Sangue	Chá	
Selo-de-Salomão *Polygonatum cirrhifolium* Raiz	Neutro Doce	Aumenta a força e a temperatura do corpo. Diurético. Dores nos rins. Intumescimentos internos, excesso de líquido nas articulações.	Ar	Sirva como mais um prato da refeição ou com cebolas em diversas receitas. COZIDO, RALADO OU MOÍDO ATÉ FICAR MACIO	Cebolas
Sementes de Pepino	Esfria Amargo	Elimina distúrbios de calor, inflamações. Especialmente no estômago e intestinos. Eficaz contra hemorróidas.	Fogo	Chá	

Herbiterapia

ERVA	NATUREZA/ SABOR	TERAPIA/AÇÃO	EFEITO ENERGÉTICO	ALIMENTOS/ PREPARAÇÃO	ERVA COMPLEMENTAR
Shatavari *Asparagus racemosus* Raízes	Esfria Doce-Amargo	Bronquite. Distúrbios crônicos de Ar. Constipação, tosse, diabetes, inchaços linfáticos	Fogo Ar	Cozinhe as raízes e sirva-as junto com os outros alimentos (DEIXE-AS COZINHANDO NA ÁGUA PARA FICAREM MACIAS)	
Shilagit (piche mineral) Exudação (resina do alcatrão)	Esquenta Doce	Cólicas, irregularidades menstruais, cólicas intestinais DEVE SER AQUECIDO EM ÁLCOOL PURO – 2 COLHERES DE CHÁ DE PICHE PARA 4-5 COLHERES DE CHÁ DE ÁLCOOL ATÉ O ÁLCOOL EVAPORAR POR COMPLETO	Fogo	Chá	
Triphala ou mirobálano 1) Haritaki *Terminalia chebula* Fruto, moído	Neutro Adstringente	Resfriado comum, gripe, dor de garganta, distúrbios crônicos de Lung, rins. Estanca a diarréia. Rejuvenescedor.	Ar Água/Fogo	Chá	
2) Bibhitaki *terminalia bellerica* fruto, moído	Neutro Adstringente	Tem efeito purificador sobre o corpo inteiro, seca o excesso de líquidos, especialmente do sistema linfático	Água/Fogo	Chá	
3) Amalaki *Emblica officinalis* Fruto	Esfria Azedo	Purifica o sangue. Excesso de calor no fígado. Queda de cabelos. Sangue Quente	Água Ar	Chá	
Urtiga *Urtica dioica* Folhas	Esquenta Picante-Amarga	Aumenta o calor corporal. Sedativo (todos os distúrbios de Ar)	Ar	Sopas	
Uva-espim *Berberis vulgaris* Casca seca e moída	Esfria Amarga	Elimina a inflamação e a diarréia. gordurosos, como a carne.	Fogo	Cozida junto com alimentos oleosos e	Cominho Coentro Pitada de noz-moscada
Uva passa preta	Esfria Doce	Resfriado, gripe, dor de garganta, asma respiratória. Distúrbios crônicos de Ar. Elimina as inflamações de Ar.	Fogo Água	Sobremesas, cereais, arroz, saladas. COZIDA JUNTO COM OS DEMAIS INGREDIENTES	Pode-se acrescentar açúcar mascavo ou mel para contrabalançar o amargor.

MEDICAMENTOS E DISTÚRBIOS

Medicamento	1 liso	2 pesado	3 morno	4 oleoso	5 estável	6 frio	7 obtuso	8 fresco
Distúrbio	áspero	leve	frio	sutil	móvel	oleoso	agudo	quente
				duro				

Medicamento	9 macio	10 úmido	11 seco	12 pálido	13 quente	14 leve	15 agudo	16 áspero	17 móvel
Distúrbio	leve	malcheiroso	purgativo	oleoso	fresco	pesado	obtuso	macio	estável
			úmido					pegajoso	

Para combater os distúrbios de Ar (Lung), Fogo (Tripa) e Água (Beidjen) com ervas e alimentos, as dezessete qualidades terapêuticas dos medicamentos (ervas e alimentos) são contrapostas aos vinte estados patológicos dos três distúrbios (6 estados patológicos de Ar, 7 de Fogo e 7 de Água). No caso de um distúrbio de pele primariamente áspero, empregam-se ervas e alimentos dotados de qualidades lisas e macias.

9
Para Começar
Uma Prática Espiritual

Nós perdemos contato com uma parte muito profunda do nosso ser, que inclui todos os símbolos e os ritos religiosos, e por isso já não somos capazes de usar esses símbolos e ritos como instrumentos de um caminho espiritual. Entretanto, por meio de um processo de trabalho espiritual que definiremos a seguir, podemos encontrar um meio de nos ligar novamente a esses elementos perdidos. Para tanto, não é necessário adotar um sistema de crenças dogmático e específico; mas é preciso estar disposto a olhar para dentro de si.

Embora este trabalho seja semelhante ao que se empreende em outros sistemas, ele tem, na verdade, algumas características singulares, pelo fato de ser budista. Além disso, difere de muitos outros sistemas do próprio Budismo pelo fato de lançar mão de métodos tântricos, que envolvem o uso da imaginação e da emoção para promover o progresso espiritual. Muitas de suas técnicas são semelhantes às técnicas da psicologia junguiana. Neste capítulo, explicaremos a essência da prática espiritual tibetana, fora do seu contexto cultural e religioso.

Um dos valores acalentados pelo Budismo tibetano, e do qual algumas tradições não partilham, é a idéia de inserir a espiritualidade no mundo. O Budismo tibetano, sendo um ramo do Budismo Mahayana, postula que, na prática espiritual, se não conseguirmos transpor o abismo que separa nossas experiências espirituais particulares do conjunto total da nossa vida, acabaremos por pensar que temos aí duas coisas completamente diferentes. Seremos espirituais só aos domingos, quando formos à igreja, ou quando estivermos meditando. No resto do tempo, não seremos. E, se nossa prática espiritual ficar separada da nossa vida cotidiana, não seremos capazes nem de manter a prática espiritual nem de fazer bem ao nosso mundo.

Acreditamos que o que faz com que uma tradição espiritual "valha a pena" são os temas universais que ela contém e que nos inspiram profundamente. Por isso, em face da dor e de um grande sofrimento, podemos nos voltar para essa tradição e descobrir que ela não só admite e acolhe nossa dor e nosso sofrimento como também é capaz de nos ligar ao sentido profundo dessas experiências. Reconhecer o sofrimento não basta. A tradição tem de nos ajudar a encontrar sentido no sofrimento. Como o Budismo tibetano atribui elevado valor à integração entre o espiritual e o mundano — e assevera que é só quando esses dois pólos se integram que nossa vida espiritual é capaz de nos sustentar durante as crises —, ele contém muitas técnicas que nos ajudam a descobrir esse sentido.

O caminho que trilhamos na busca da espiritualidade, do crescimento e da transformação passa por dois estágios, um preliminar e um principal; cada estágio consiste em múltiplas fases que podemos expressar sob a forma de perguntas. No decorrer de todo o processo, eis o que devemos nos perguntar:

O que significa para mim a prática espiritual?

Quais são as atitudes e ações que podem estar frustrando meu progresso?

Que mudanças eu gostaria de introduzir agora nas minhas atitudes e ações?

Como eu gostaria de estar daqui a um mês, dentro do caminho espiritual?

Como eu gostaria que essas mudanças ocorressem?

DEFINIÇÃO DE ESPIRITUALIDADE

A espiritualidade tende a significar algo diferente para cada pessoa. Antes de começarmos, temos de definir o que essa palavra vai significar para nós aqui. Além disso, temos de descobrir o que ela significa para cada um de nós pessoalmente, e temos de fazer valer esse significado em nosso trabalho espiritual.

A verdade é que no Oriente não existe nenhuma palavra que signifique "espiritual". A que mais se aproxima desse significado é *dharum*, que significa "aquilo que permanece fiel à sua própria natureza". Essa palavra costuma ser traduzida como "religião". Alguns a interpretam como "o que nos salva do sofrimento e da dor" ou "o que nos protege". Nesse sentido, assemelha-se à palavra "refúgio". Porém, seu verdadeiro sentido é "aquilo que permanece fiel à sua própria natureza". Quando somos fiéis à nossa natureza, é então que somos espirituais no sentido budista. Ser fiel à própria natureza significa pôr em prática o Ser Interior.

O que é o Ser Interior, o Si Mesmo? A maioria das pessoas o concebe como algo inconsciente, puro, imaculado e inacessível. Vez por outra temos um vislumbre dele, sob a forma de uma intuição profunda ou uma experiência mística. Para termos pleno acesso a ele, temos de completar os doze passos do caminho delineado abaixo. Como isso ainda não aconteceu, temos de nos valer de símbolos para falar sobre o Si Mesmo, embora ele não se resuma a nenhum símbolo. Ele não é um refúgio, não é um mestre, não é Deus, não é o amor nem a compaixão. Todas essas são qualidades positivas que a maioria das pessoas gosta de identificar com o Ser Interior. Entretanto, quando começamos a perceber, pela meditação, o que o Ser realmente é, adquirimos a certeza de que ele é muito mais do que essas qualidades positivas.

Segundo o Budismo tibetano, a prática espiritual não implica que o praticante siga no mundo um código determinado de ética e moral; antes, ela fornece numerosos meios para que a pessoa possa ter acesso ao seu mundo interior a fim de viver com mais naturalidade no mundo exterior. Em outras palavras, o conhecimento do ser verdadeiro, do seu potencial e da sua dinâmica interna é um elemento essencial do caminho espiritual. Quando você é capaz de entrar no mundo interior da sua psique e reconhecer sua presença e seus poderes, é capaz também de aceitar com mais coragem as qualidades mutáveis, incertas e impermanentes do mundo exterior. A saúde espiritual está, entre outras coisas, em encontrar o ritmo natural que rege as partes internas do seu ser, para que esse ritmo possa se sincronizar com o mundo emocional, físico e exterior.

A saúde espiritual está em encontrar o centro íntimo do seu ser e deixar que ele guie seu ego no rumo da integridade e do crescimento. Quando o ego se separa do centro íntimo, do Si Mesmo, o sentido e a finalidade da vida se resumem às coisas emocionais, físicas e mundanas. Quando os acontecimentos exteriores não lhe oferecem mais os mesmos estímulos, o ego sofre e se sente deslocado, uma vez que, para ele, a felicidade se resumia a isso. Quando o Ser Interior está ativo e ajuda o ego a viver no mundo, seu mundo interior se torna uma rica fonte de significados e lhe abre os caminhos da exploração de partes virgens e intocadas do seu ser, toda vez que o mundo exterior não se mostra à altura das suas expectativas.

A saúde espiritual nos dá um sentimento de constância que é crucial para a nossa saúde física e psicológica. O mundo tornou-se tão complexo, tão mutável e tão fluido que é praticamente impossível acompanhar as mudanças que estão acontecendo. Se não tivermos essa constância interior, certamente começaremos a nos sentir psiquicamente deslocados.

PRESENÇA DE ESPÍRITO

Antes de entrar no caminho, temos de desenvolver as capacidades básicas que nos serão necessárias. Essas capacidades são comuns à maioria das tradições espirituais.

O mais básico de todos os pré-requisitos é a presença de espírito (*mindfulness*), que nos permite desenvolver um estado mental de tranqüilidade e concentração o qual, por sua vez, nos habilita a tomar clara consciência das situações e experiências imediatas. A presença de espírito também se chama "repousar na tranqüilidade", porque nossa mente fica tranqüila mas, ao mesmo tempo, está concentrada e repousa sobre um objeto. Quando nos mantemos concentrados no mesmo objeto por um certo tempo, aos poucos vai diminuindo o esforço necessário para manter a concentração sem deixar de lado a consciência. Quanto menor o esforço necessário para manter a concentração, maior a nossa capacidade de "repousar na tranqüilidade". A redução da tensão é fundamental, pois a tensão torna a nossa prática rígida e insalubre. Nosso objetivo é a flexibilidade: um estado de relaxamento e concentração. Isso gera uma elasticidade mental que nos permite avançar para o passo seguinte, que é a meditação analítica ou intuitiva. O desenvolvimento da presença de espírito e da flexibilidade mental muda a nossa vida cotidiana, na medida em que introduz nela uma consciência clara das nossas experiências, sensações e reações. É só então que podemos perceber que estamos com raiva antes de dar vazão à raiva e ter mais uma má ação da qual nos arrepender. A flexibilidade nos habilita a tolerar estados emocionais desagradáveis, como a raiva e o medo. Então, em vez de sermos movidos pela raiva, podemos decidir o que fazer em cada caso.

Meditação Intuitiva

A meditação intuitiva é uma forma de auto-análise que podemos usar para conhecer nossas ações e descobrir os obstáculos que impedem o nosso crescimento espiritual. Ela pode nos ajudar a saber como percebemos as outras pessoas, a descobrir quais são os nossos verdadeiros sentimentos a respeito de uma questão específica, a intuir quais são as nossas resistências. Entretanto, ela só é capaz de fornecer respostas intelectuais a essas questões — não necessariamente nos libertará do problema. Para encontrar a liberdade, é preciso em geral passar ao terceiro tipo de meditação, a meditação imaginativa ou tântrica.

Meditação Imaginativa

Na meditação imaginativa ou tântrica, fazemos uso da imaginação para explorar mais a fundo as informações obtidas por meio da meditação intuitiva. Para tanto, criamos pela fantasia uma história que possa ser usada para gerar a transformação. Isso só é possível porque o material de que a fantasia é feita tem sua origem no inconsciente. Assim, o trabalho da imaginação nos habilita a entrar em contato com dados que antes estavam inconscientes e inacessíveis. Esse material novo não só é capaz de nos transformar, gerando mais intuições, como também nos causa um intenso sentimento de bem-estar. O bem-estar é importantíssimo porque induz um estado de não-dualidade, no qual não existem o tempo, a cisão entre sujeito e objeto e as funções sensoriais.

Os estados de bem-estar ou bem-aventurança ocorrem o tempo todo. Não são coisas incomuns nem estão além do nosso alcance. Entretanto, o que acontece geralmente é que eles vão embora e nos deixam no mesmo estado em que antes nos encontrávamos. O que a meditação nos ensina é um meio de entrar em contato com a bem-aventurança e induzir um estado de unidade atemporal e não-dualista. No começo, isso nos causa tanto prazer que a psique é assoberbada pelo estado, como sempre acontece; mas, pouco a pouco, aprendemos a manter a consciência durante o êxtase e não nos deixamos seduzir por um estado de transe do qual, depois, não nos sobra nenhuma recordação. Quando adquirimos a capacidade de manter a consciência durante o êxtase, podemos utilizar a bem-aventurança para ativar os chakras.

AS HABILIDADES BÁSICAS: AMPLIDÃO, LUCIDEZ E CALOR

No trabalho com a imaginação, nós buscamos o sentido mediante o simbolismo. Embora o simbolismo seja útil, o uso exclusivo do simbolismo pode bloquear o acesso a níveis mais profundos de significado que são menos simbólicos a mais "existenciais" ou caracterizados pelo sentimento. A amplidão, a lucidez e o calor podem nos franquear o acesso a esses significados mais profundos e a uma experiência mais direta do Ser Interior. São habilidades fundamentais para todas as atividades contemplativas, meditativas e imaginativas.

Amplidão

A amplidão é uma qualidade de abertura e receptividade, de atenção e presença de espírito. Quando a pomos em ação na nossa interação com as outras pessoas, não ficamos simplesmente "abertos". Quando estamos somente abertos, ainda pode acontecer de a nossa mente estar em outro lugar. Mesmo acrescentando a atenção, só conseguimos ser atenciosos. Com a amplidão, não só temos consciência de tudo o que nos é dito como também abrimos dentro da alma um espaço para que ambas as partes expressem seus sentimentos sem ficar amarradas uma à outra. Quando ficamos amarrados a uma situação — quando ficamos com raiva, por exemplo —, o único remédio que se nos apresenta é bater em retirada antes de sermos assoberbados por ela. Não temos escolha. A amplidão, por outro lado, cria um espaço maior do que a interação consciente, um espaço no interior do qual outras possibilidades e escolhas podem se manifestar.

No Tibete, os praticantes que trabalhavam para desenvolver a qualidade da amplidão tradicionalmente iam para as montanhas. Sentavam-se no topo de um penhasco de onde tinham uma vista desimpedida do céu, o qual, no Tibete, é quase sempre limpo e azul. Sentavam-se e observavam a amplidão do céu. Em geral, nós não reparamos na presença do céu e pensamos que ele é limitado e fechado como todas as outras coisas. Porém, quando realmente olhamos para o céu, percebemos que ele é expansivo, infinito, incomensuravelmente profundo. Essa percepção provoca em nós um sentimento de reverência que muitos descrevem como uma contemplação mística propriamente dita. Assim, sentando e olhando para o céu, captamos a sua profundidade. E percebemos também outra coisa: o céu, na verdade, é um espelho da nossa própria psique, da nossa alma.

A consciência humana é infinita como o céu. Ela contém todos os nossos pensamentos, memórias e percepções. É o ápice de toda a criação. Nela, os pensamentos aparecem como objetos aparecem no céu. Quando um pássaro passa voando pelo céu, ele chama a nossa atenção. Esquecemos o céu porque estamos pensando no pássaro. Parece que só o pássaro existe. O céu já não existe, porque não temos mais consciência dele. Do mesmo modo, os pensamentos chamam constantemente a nossa atenção, o que nos impede de ter consciência da alma na qual eles se manifestam.

Entretanto, se continuarmos observando o pássaro ou o pensamento, veremos que, em dado momento, ele desaparece ou some nas profundezas do céu ou da alma, e tudo o que permanece é o próprio céu ou a própria alma. Então o praticante percebe que a alma é um recipiente imenso e expansivo, como o céu. Cada pensamento, cada sensação, cada emoção nasce na alma, chama a nossa atenção por um instante e depois, como o pássaro, desaparece ou dissolve-se na alma sem deixar vestígios.

O praticante, observando o céu, vê que o pássaro reflete as experiências que ocorrem na sua alma, e assim passa a perceber os conteúdos de sua psique de maneira nova. Quando sente fome, por exemplo, ele percebe a fome como o pássaro, como uma imagem que surge no contexto da sua psique. Quando conserva a consciência da amplidão da sua psique, a fome muitas vezes se dissolve naturalmente nessa amplidão. Outros pensamentos e sentimentos surgem em lugar dela, mas o praticante ficou ciente de que — pelo simples fato de aceitar a sensação de fome e ao mesmo tempo manter a consciência da psique ou do céu imensos — a fome desaparece por si, como o pássaro. A passagem de pássaros e nuvens pelo céu continua, como a de pensamentos e emoções pela psique; mas tudo desaparece na alma sem que o praticante tenha de fazer nenhum esforço.

Quando consegue perceber ao mesmo tempo um pensamento e a amplidão da alma, o praticante se vê mais capaz de aceitar os fatos. Para tanto, basta que ele não projete seus próprios gostos e desgostos sobre os conteúdos da psique. Em geral, nosso grau de atenção é determinado pelo quanto nós gostamos ou desgostamos das coisas que acontecem. Quando não gostamos de algo, nós fugimos desse algo. O inconsciente é formado de todas as coisas que bloqueamos pela fuga. Por outro lado, quando gostamos de uma coisa, tentamos retê-la e prolongar a sua existência. É assim que a nossa psique normalmente funciona. Porém, quando aprendemos a concentrar de modo simples a consciência sobre a emoção, o pensamento ou a sensação, nossa percepção deixa de ser controlada pelas nossas disposições, gostos, desgostos e preconcepções. Normalmente, são esses os fatores que determinam a nossa existência psíquica. Quando percebemos que os pensamentos e as emoções nascem das profundezas da psique, somos capazes de tolerar a feiúra e a crueldade, porque sabemos que elas vão desaparecer sozinhas.

Porém, a amplidão não é importante somente pelo simples fato de nos libertar da tirania dos gostos e desgostos que determinam nossa interação com os outros e nossas experiências cotidianas. O esforço necessário para fugir do que desgostamos e reter as coisas de que gostamos consome a maior parte da nossa energia. Por isso, não sobra energia nenhuma para sustentar o nosso crescimento. Quando começamos a levar nossa vida na amplidão, porém, nossas experiências deixam de ser a tal ponto determinadas pelo apego e a aversão; e o recipiente infinito da nossa psique, dentro do qual nascem os pensamentos e sentimentos, fica preenchido de amplidão e da liberdade de agir segundo a nossa escolha.

Então, mesmo quando ficamos com raiva, já não nos sentimos trancados dentro de uma prisão, pois temos acesso à amplidão. Nela percebemos que existem muitas outras maneiras de lidar com a raiva, além de expressá-la contra o objeto que a causou em nós. Por mais que a raiva nos pareça importante, sabemos que ela não passa de um fragmento da psique. Essa intuição também incrementa nossa trabalho imaginativo. Se, no captar uma imagem onírica e deixar que ela se desenrole, nós perdermos a consciência da amplidão da psique, pode ser que a imagem tome conta da psique e nos assoberbe, envolvendo-nos no processo de projeção. Isso limita o trabalho imaginativo e a nossa capacidade de tirar benefício dele. Precisamos, em vez disso, simplesmente assistir ao desenvolvimento da imagem, como o praticante que simplesmente observa o pássaro voando pelo céu.

Lucidez

A segunda habilidade é a lucidez. A lucidez consiste em ver as coisas *como elas são* e não como parecem ser, livrando-as de todas as nossas projeções. Se uma pessoa nos parece hostil, por exemplo, nossa tendência é a de basear toda a nossa interação com ela nessa percepção de hostilidade; assim, ficamos na defensiva. Se desenvolvermos a lucidez, nosso olhar atravessará a aparência superficial de hostilidade e penetrará na *realidade* da pessoa, sobre a qual será baseada a nossa interação. Como a lucidez nos permite tolerar a aparência inicial das outras pessoas, dizemos que ela transpassa as aparências cotidianas e atinge a verdade como uma espada. Muitas figuras míticas portam espadas que simbolizam o discernimento e a lucidez, a capacidade de discriminar entre aparência e verdade. A lucidez se aplica ao trabalho imaginativo na medida em que vamos além da nossa percepção inicial das imagens oníricas para chegar à imagem real que está por trás delas.

Calor

A terceira habilidade é o calor, termo que inclui a receptividade e a amizade ou amistosidade. Quando interagimos com calor, não ficamos presos no intelectualismo nem em fantasias. Muito pelo contrário: somos calorosos e abertos e percebemos com receptividade e amistosidade todos os pensamentos e sentimentos da outra pessoa, bem como os nossos. Quando aplicamos essa técnica a nós mesmos, percebemos que fica mais fácil descobrir por que estamos tendo determinados pensamentos e sentimentos quando os aceitamos com uma calorosa receptividade.

Quando temos a qualidade do calor, podemos ser calorosos com outra pessoa mesmo quando temos de lhe dizer algo que a magoe; e somos capazes de aceitar pensamentos e sentimentos desagradáveis. Quando temos amplidão e lucidez, não reagimos de modo automático a nenhuma pessoa e a nenhum pensamento. Decidimos como reagir.

Assim, a amplidão, a lucidez e o calor são as habilidades básicas que nos permitem transformar nosso relacionamento com as outras pessoas e com nossos próprios pensamentos.

ACOLHER A PSIQUE

Antes que a pessoa possa se dedicar aos conteúdos e processos da jornada interior, a psique ou alma tem de ser acolhida de tal modo que a pessoa possa travar com ela uma conversa íntima. Para que essa conversa possa existir, a psique tem de ser acolhida de maneira a facilitar a abertura e a autenticidade que são fundamentais para toda e qualquer intimidade. Há diversas maneiras de se fazer isso. Uma delas consiste em transformar a consulta médica numa espécie de espaço sagrado onde você possa partilhar seus sentimentos, ansiedades e esperanças com a abertura e a integridade devidas ao Ser Interior. Isso é especialmente importante para os ocidentais, cujo maior obstáculo no caminho espiritual é a falta de familiaridade com a psique. O conhecimento que temos dela é tão parco que, para nós, ela não passa de um conceito, uma sensação ou um sentimento. Não obstante, ela é muito mais do que isso. É, na verdade, a maior maravilha do mundo, pois contém todas as informações, experiências e sentimentos que existem, existiram e existirão. É a criadora da maior parte do mundo, inclusive da tecnologia que torna a nossa vida tão confortável. Contém tanto os nossos processos conscientes quanto os inconscientes e recebe em si nossas experiências no decorrer de inúmeras existências. Por isso, quando dizemos que a psique tem de ser acolhida, queremos dizer que temos de reconhecer a sua sacralidade. No passado, nós deixamos de venerá-la como a fonte de tudo o que temos e somos; por isso, distanciamo-nos da sua realidade, a realidade de ser a nossa essência espiritual, a fonte de toda espiritualidade e o continente do nosso objetivo máximo: o Ser Interior. Precisamos venerá-la e respeitá-la, pois é ela que pode determinar o nosso bem ou o nosso mal.

Aqui no Ocidente, não temos espaço na nossa casa nem sequer para uma pequena representação do nosso ser interior mais sagrado. Na verdade, perdemos a tal ponto a nossa ligação com ele que temos dificuldade até para compreender como uma estátua ou uma pintura pode representar o

Ser Interior. Em contraposição a isso, até as famílias mais pobres da Índia ou do Tibete encontram espaço em suas moradias para erguer ali um altar ou santuário que simbolize a psique. Lá eles a veneram e estabelecem uma comunicação com ela.

Para começar, temos de manifestar a nossa disposição de honrar o Ser Interior. Para tanto, temos de criar um espaço para ele. É assim que deixamos claro para ele e para nós mesmos que nos decidimos a encetar a jornada interior. Se não criarmos esse espaço, não poderemos dar sequer o primeiro passo.

Tal espaço pode ser criado dentro de casa, seja ele um cômodo inteiro ou apenas parte de um cômodo. Esse espaço sagrado, que abriga símbolos do seu Ser Interior e objetos de inspiração, torna-se o lugar onde você entra quando quer estabelecer uma conversa íntima com sua psique e seus componentes. O lugar não é sagrado por ser secreto, por ser algo que você oculta aos olhos dos outros. É sagrado por ser um símbolo da sua própria psique, um objeto que a representa e que você pode ver e tocar, um lugar dentro do qual pode conversar com ela de maneira desinibida.

Como o santuário simboliza a psique — especialmente aquela parte dela que tem para nós um sentido mais profundo —, devemos preenchê-lo de objetos que simbolizem o Ser Interior, o Si Mesmo. Tradicionalmente, esse objeto era uma estátua do Buda, que representa o corpo, mas devemos usar algo que represente o nosso próprio corpo. Os tibetanos também colocam no seu santuário um texto budista, que representa a fala, e um sino e um cetro que representam a própria psique. Temos de escolher símbolos pessoais que representem nossa alma, nosso corpo e nossa fala, que representem as capacidades e os poderes que eles possuem aos quais queremos ter acesso. Tais símbolos serão diferentes para cada pessoa.

O importante é que sejam pessoalmente significativos. Pode levar algum tempo para você descobri-los. Tudo bem. Nossa escolha deve ter por diretriz o quão profundamente eles nos tocam e o quanto nos sentimos à vontade com eles, uma vez que estaremos conversando intimamente com eles.

Esses símbolos criam uma estrutura temporária dentro da qual podemos entrar em contato com o Ser Interior. Ajudam a estabelecer um elo entre nós e o nosso Ser verdadeiro, e agem também como mensageiros. É o ato ou o ritual de estabelecer o santuário que informa ao Ser Interior que temos o desejo de contactá-lo — ao contrário do que acontecia antes, quando o ignorávamos. Usamos esse gesto simbólico para fazer com que o Ser Interior saia do inconsciente profundo. Antes do fim do processo, ou seja, antes que o Ser se faça completamente evidente, trabalharemos com muitos símbolos diferentes e assistiremos ao crescimento e à transformação desses símbolos. No final, quando chegarmos ao Ser, abriremos mão de todos os símbolos.

Nossa presença no espaço sagrado, sendo ela um meio de acolher a alma, torna-se uma afirmação da nossa motivação e da nossa confiança no processo. Nossa postura física e nossa presença no espaço sagrado refletem a sinceridade e a autenticidade de que revestimos nossa conversa íntima. A posição ereta dentro da sala afirma a você mesmo e ao mundo inteiro que você está sendo tão honesto quanto possível em seu encontro com a psique.

Se não venerarmos nem acolhermos a psique, a fonte de toda espiritualidade, nenhum templo, nenhuma doutrina espiritual nos satisfará; esses símbolos externos só podem manifestar o que temos dentro de nós. Não há igreja ou templo que faça o que só nós mesmos podemos fazer: acolher o Ser Interior. Só quando fizermos isso é que a igreja ou a doutrina espiritual poderão manifestá-lo.

A ORAÇÃO: OUVIR A DIVINDADE

Para muita gente, a oração não passa de um pedido de orientação dirigido a Deus. No trabalho espiritual, porém, precisamos aprofundar nossa experiência da oração, para que ela possa estabelecer sobre bases sólidas nosso vínculo ou relacionamento com a Divindade, que é ela mesma uma manifestação do Ser Interior. A oração não costuma ser introduzida logo de início no caminho espiritual, pois boa parte da prática espiritual ocidental toma por modelo uma abordagem psicológica, particularmente junguiana, que se centra do puro e simples ato de ouvir o Ser. Conseqüentemente, o Ser torna-se o foco único do processo espiritual e a oração fica relegada a segundo plano, uma vez que não nasce de um contexto psicológico, mas religioso. O objetivo da oração é o estabelecimento de contato com uma divindade exterior a nós, que é uma projeção do Ser Interior. No Oriente, onde o desenvolvimento espiritual nasceu da tradição religiosa, a oração é um elemento importante, usado para aprofundar e enriquecer o crescimento espiritual.

O uso eficaz da oração é importante em toda prática espiritual genuína porque temos de ser capazes de ouvir o que o Ser Interior tem a nos dizer por meio da Divindade. Se deixarmos a Divindade de lado, provavelmente jamais seremos capazes de ter acesso ao pleno potencial do Ser Interior. Por isso, nos estágios preliminares, é fundamental que a pessoa estabeleça um forte vínculo com o Ser Interior por meio da Divindade. No começo, nós somos para o mundo espiritual como bebês recém-nascidos — totalmente impotentes para verbalizar ou comunicar nossas necessidades. Assim, precisamos aprender a invocar o espiritual e a adquirir confiança de que ele atenderá às nossas necessidades. A oração pode estabelecer essa comunicação e criar um vínculo entre nós e a Divindade.

Assim como o bebê não tem aptidão para expressar suas necessidades e confia em que a mãe há de compreendê-las e atendê-las, assim também a oração não deve ser sobretudo uma *verbalização* das nossas necessidades pessoais. Antes, sua essência está contida em quatro etapas que fundamentam o vínculo com a Divindade e estabelecem em nós a confiança de que nossas necessidades pessoais serão atendidas.

Evocação

O primeiro passo é a evocação — evocar a Divindade com lucidez e calor a partir da amplidão da nossa mente. Muita gente só reza quando se vê numa situação difícil; poucos tentam evocar a Divindade. Queremos estabelecer um contato imediato com Ela a fim de receber dela um auxílio instantâneo. Evocar, por outro lado, significa visualizar uma imagem da Divindade na amplidão da consciência. Há várias maneiras de se fazer isso, quer em silêncio, quer mediante a recitação de uma prece especificamente feita para evocar a imagem.

Entrar em Contato Íntimo com a Divindade

Depois da evocação, deve-se entrar em contato íntimo com a Divindade. Contato íntimo significa sentir-se sintonizado com a Divindade e reconhecer a presença dela depois de evocada. Esse reconhecimento consciente do relacionamento dá credibilidade e substância a este. Isso não só fortalece a presença da Divindade como também aumenta a importância da nossa presença nesse encontro.

Compromisso

A terceira etapa é o compromisso, tradicionalmente representado por uma oferenda, como a "oferenda de mandala" dos budistas tibetanos. A oferenda é uma forma ritualizada de compromisso. O compromisso é importante. Sempre que alguém começa a fazer parte da nossa vida, o compromisso solidifica o relacionamento e dá-lhe uma forma específica. O compromisso se faz mediante a aceitação de responsabilidades e o reconhecimento verbal do relacionamento. Em sua forma mais simples, esse reconhecimento se dá por meio das palavras "Eu te amo", ou talvez da troca de alianças. Geralmente, nós nos comprometemos com um relacionamento porque acreditamos que ele há de promover o nosso crescimento e o nosso bem-estar. As mesmas necessidades dinâmicas precisam ser representadas na oração.

Ação de Graças e Dedicação

O último elemento da oração é a ação de graças e dedicação. É assim que reconhecemos que o relacionamento com a Divindade enriquece a nossa vida. Criamos em nós uma sensação de gratidão pela experiência de relacionarmo-nos com a Divindade e com pessoas que refletem a Divindade. É importante, além disso, desenvolver em nossos relacionamentos a coragem de reconhecer abertamente o quanto eles nos fazem bem. O reconhecimento manifesto do valor de um relacionamento permite que ele cresça, na medida em que o nutre num nível muito profundo. Na próxima vez, nossa oração será ainda mais rica e mais profunda. A ação de graças oferecida por poder se relacionar com a Divindade aumenta a probabilidade de que a oração se aprofunde e se transforme num processo natural, deixando de ser assim algo a que só recorremos em momentos de necessidade.

Dedicação: é a dedicação da prática ao bem-estar das pessoas que nos são importantes, de todos os seres sencientes ou do planeta. A dedicação estabelece um vínculo entre o estado especial e transcendente induzido pela oração e o nosso estado de consciência comum e mundano. Esse vínculo é importante para impedir que o transcendente e o mundano divirjam e se separem. Se formos capazes de impedir que a oração se torne uma mera experiência pessoal à qual só nos dedicamos em determinados momentos e depois da qual caímos de novo na rotina diária, nossa espiritualidade não parecerá algo que só acontece quando estamos num certo estado de espírito e em circunstâncias, tempos e lugares determinados; não será, enfim, uma experiência à luz da qual os outros acontecimentos, momentos e estados de espírito não parecerão espirituais, mas mundanos.

Se não conseguirmos estabelecer o vínculo entre nossa espiritualidade e o mundo comum, tampouco conseguiremos espiritualizar nossos relacionamentos ou nosso planeta. Para fomentar esse vínculo, podemos ainda procurar viver as próprias experiências mundanas — emoções cotidianas e conversas com outras pessoas — com lucidez, amplidão e calor, de modo a cultivar essas três qualidades em todos os aspectos da nossa existência.

Se tentarmos nos ligar à Divindade simplesmente mediante súplicas e pedidos de orientação, não a ouviremos, pois não estaremos abertos. É só quando ouvimos a Divindade que ela pode se estabelecer no nosso Ser Interior, e é só então que somos capazes de ouvir o que ela realmente quer nos dizer — não o que queremos que ela diga. Desse modo, o simples ato de acolher a Divindade em silêncio, em espírito de oração, é um dos melhores exemplos de oração. O ato de auscultá-la equivale a constituir um vínculo com os potenciais interiores do nosso próprio Ser Interior.

A oração também é um processo de súplica. Porém, a súplica deve consistir numa confiança no processo de ouvir a Divindade; por isso, não precisa ser verbalizada. Simplesmente confiamos em que a audição e a abertura por si sós contêm a nossa súplica.

A forma concreta da oração varia; vai desde um simples processo de ouvir em silêncio até um ritual elaborado. Tanto uma forma como a outra pode servir de preliminar para a nossa prática espiritual principal: a meditação, a contemplação ou qualquer outra espécie de prática de auto-atualização — mas pode ser também uma prática espiritual completa em si mesma. Quando usada desta maneira, a oração se torna a essência de toda prática espiritual.

Estamos prontos, agora, para começar o processo propriamente dito. Cada passo do processo será apresentado como uma pergunta que devemos responder, não só intelectualmente, mas também emocional e espiritualmente. Sem esses três tipos de intuição, não poderemos avançar no caminho espiritual.

QUESTIONÁRIO: O CAMINHO DO TRABALHO INTERIOR PROFUNDO E DO CRESCIMENTO PESSOAL

Perguntas Preliminares

1. O que é que, a esta altura da minha vida, me faz querer mudar e crescer?

2. Em que medida tenho a capacidade de interagir com as outras pessoas de maneira autêntica e amorosa?

3. Até que ponto sou capaz de aceitar as realidades e circunstâncias da vida como partes inalienáveis do meu ser?

O Caminho do Trabalho Interior Propriamente Dito

1. Quando estou magoado, decepcionado e solitário, em que me refugio contra a mágoa e a solidão?
2. Em que medida firmei comigo mesmo o compromisso de conviver com as outras pessoas, sabendo que meu bem-estar está intimamente ligado ao bem-estar delas?
3. Quais partes do meu ser precisam ser iniciadas e fortalecidas para que eu possa começar o ritual de crescimento e transformação?
4. Em que espécie de mandala preciso entrar — uma mandala que me proporcione um ambiente que propicie a expressão do meu ser autêntico, a fim de que o crescimento aconteça?
5. Quando é que tomo consciência de que estou ficando fixado e estacionado num determinado estágio de crescimento? Como faço para ter certeza de que, na minha jornada pelo mundo interior, não estou inventando fantasias nem deixando que minha imaginação se desligue da realidade do meu ser?
6. Como faço para realizar meu trabalho imaginativo de maneira autêntica, e o que preciso fazer para intensificar o efeito das informações assim obtidas, encaradas como auxiliares para o crescimento?
7. Como faço para saber quando o Ser Interior se revela, e como é que esse Ser pode ser posto a serviço do crescimento e do desenvolvimento?
8. Como faço para expressar e manifestar o trabalho imaginativo e o Ser Interior na minha vida cotidiana, de modo que possa incorporar à minha existência as coisas que eles me dizem?
9. Como os processos e intuições delineados acima podem me ajudar a vencer minhas mágoas e conflitos, além de me ajudar a amadurecer e crescer?

No trabalho com estes doze estágios, devem-se acrescentar as duas perguntas seguintes a cada um dos estágios:
A: Como eu e as pessoas que me são próximas vão saber que estou mudando ou estou querendo mudar neste estágio da minha vida?
B: Quais são as coisas que tendo a fazer e que podem vir a frustrar o processo de crescimento e desenvolvimento a que tanto almejo?

Essas doze etapas constituem a base da psicoterapia contemplativa profunda. Cada etapa envolve muitas intuições e um extenso processo de trabalho interior. A jornada interior não é, de modo algum, um processo linear; antes, é um processo circular ou espiralante no qual cada praticante tem de encontrar os seus próprios pontos de orientação. Cada praticante pode começar em qualquer uma das doze etapas e deve se sentir à vontade para parar e recuperar um pensamento ou uma experiência de qualquer etapa anterior a fim de poder seguir em frente.

O objetivo do processo preliminar é o de avaliar a receptividade da psique à jornada interior e determinar a sua capacidade de perceber e intuir os estados interiores — que é, aliás, uma capacidade essencial. Mediante esse processo, vamos adquirir um profundo conhecimento de nós mesmos.

A RENÚNCIA

1. O que é que, a esta altura da minha vida, me faz querer mudar e crescer?

Quando procuramos um ponto de partida para a busca de experiências interiores, a primeira pergunta que se apresenta como pano de fundo para o desdobramento da jornada interior dentro do seu histórico pessoal de dores e alegrias, vitórias e tribulações, é um elemento essencial para que você não deixe de dar o devido valor tanto ao seu próprio ser quanto às suas aspirações de progresso. A pergunta é a seguinte:

O que está acontecendo na minha vida que me faz querer mudar?

Esta pergunta corresponde à etapa que tradicionalmente se chama de questionamento e renúncia.

Como cada qual entende a palavra "renúncia" de maneira diferente, precisamos determinar o que ela significa para nós pessoalmente. Precisamos também questionar nossas respostas superficiais a fim de evocar uma resposta mais profunda. Para tanto, temos de explorar as imagens e símbolos que chamam a nossa atenção. Eles nos darão mais informações sobre o nosso ser oculto e inconsciente.

Em essência, a renúncia é um desejo de mudar a nossa maneira de ser. Embora seja tradicionalmente vista como um processo de despojamento e negação, é na verdade um processo de desapego, de ver os velhos hábitos como eles são e trabalhar com o processo de querer mudar, sem perder a consciência do fato de que nem sempre somos capazes de mudar totalmente ou imediatamente. Se nossa renúncia se der simplesmente no nível da negação, se simplesmente rotularmos os antigos hábitos e nos livrarmos deles, não será uma renúncia autêntica. A renúncia verdadeira envolve a exploração do nosso lado tenebroso e inconsciente, a fim de descobrirmos o que nos impede de mudar. Começa com a simples disposição de ouvir o que esse lado tenebroso tem a nos informar.

De início, nós só deixamos que a luz entre no nosso espaço sagrado. Aos poucos, porém, chegamos a um ponto em que somos capazes de renunciar ao que nos impede de ver e acolher as trevas. Sem essa renúncia verdadeira, as figuras inconscientes não podem se fazer presentes. Portanto, a renúncia envolve o aprendizado de novas habilidades para que possamos saber mais sobre quem somos e o que queremos.

O primeiro passo consiste no seguinte: temos de saber mais sobre as coisas às quais queremos renunciar. Não é por acaso que nos cansamos do mundo e nos decidimos a encetar a jornada espiritual. Algo aconteceu que nos fez ficar insatisfeitos com a vida. Precisamos identificar esse acontecimento a fim de entrar em contato com nossos mitos pessoais.

Para que nossa jornada interior dê um salto qualitativo, o acontecimento tem de ter o poder de mover a alma de tal modo que a pessoa se veja profundamente motivada a dedicar-se ao trabalho interior. Sonhos significativos, visões, experiências espirituais como a do despertar da kundalini, a perda de um ente querido, etc., são alguns dos acontecimentos que, segundo dizem as pessoas, as levam a querer explorar o crescimento e o desenvolvimento pessoal. As perguntas que temos de fazer, porém, são as seguintes: Em que profundidade a alma da pessoa foi realmente tocada pelo acontecimento? E:

Como a pessoa percebe o acontecimento e reage a ele?

Se a importância do acontecimento se manifestar por meio de sintomas de "inflação", fica claro que a alma não foi movida de tal modo que o paciente possa efetuar uma mudança num nível que atenda aos requisitos do trabalho interior.

Inflação

A inflação faz com que a pessoa veja seu sonho, seu despertar da kundalini — sua experiência, enfim, seja ela qual for — como uma experiência *total*, em si mesma e por si mesma. Conseqüentemente, projeta sobre ela interpretações que vão muito além da realidade. A percepção do acontecimento usurpa o lugar central do Ser Interior e, por ocupar totalmente a psique da pessoa, torna dificílima a manifestação do Si Mesmo. Muitas vezes acaba levando a pessoa a tomar decisões abruptas e repentinas, sem levar em consideração a realidade da situação. Isso decorre da incapacidade de contemplar ao mesmo tempo a importância *e* as limitações da experiência ou do acontecimento. Toda tentativa de evidenciar a projeção há de deparar com a forte resistência da pessoa.

Para que o acontecimento realmente a mova em direção à jornada interior, a pessoa precisa sair do estado de inflação. Tem de sair do Paraíso, sair do Jardim do Éden a fim de descobrir o Ser verdadeiro e reconciliar-se com ele. A idéia de que o acontecimento constitui um todo fechado, um estado de união com a natureza, uma identificação total com o acontecimento à exclusão da realidade, tudo isso tem de terminar a fim de que a pessoa possa enxergar através da névoa da inflação. "No estado de alienação, o ego não só está desidentificado do Si Mesmo, o que é bom, como também está desvinculado do Si Mesmo, o que é extremamente indesejável."

A inflação culmina na alienação ou separação, que é um prelúdio necessário à consciência do Ser Interior. Com efeito, depois de uma experiência intensa de alienação ou separação, marcada pela mais absoluta ausência da percepção de que a existência da pessoa repousa sobre um fundamento transpessoal sólido, o que geralmente acontece é um salto qualitativo que leva a pessoa a buscar novas maneiras de preencher o vazio que está sentindo. Edward Edinger diz:

> "Quando ocorre a inflação, o ego só pode ser redimido se devolver ao Ser Interior a honra que lhe foi roubada. Isso não basta, porém, como satisfação pela transgressão. Para completar o pagamento, é necessária a graça que vem do auto-sacrifício do Ser Interior. Chega-se até a afirmar que a inflação do ego e o subseqüente castigo são necessários para gerar o fluxo de energia curativa [graça]..."

O Exemplo dos Grandes Mestres

Todos os mitos dos grandes mestres espirituais do mundo explicitam o acontecimento que provocou o despertar que levou o mestre a desejar a mudança. O acontecimento faz com que o futuro mestre perceba que a vida material é um processo penoso que não pode responder a todas as nossas perguntas nem atender a todos os nossos desejos. Esse questionamento faz com que essas pessoas renunciem à vida mundana e às respostas padronizadas que ela dá aos problemas da vida.

Examinemos a história do Buda e vejamos o que o levou a querer mudar. Ele nasceu filho de um rei, que, como era de se esperar, queria que seu filho o sucedesse. Porém, quando um astrólogo previu que o príncipe teria de escolher entre ser um grande rei ou um grande mestre espiritual que renunciaria ao mundo, o rei envidou todos os esforços para que o menino fosse protegido da dor e do sofrimento, por medo de que essas realidades o movessem a desistir da realeza e abraçar a vida de monge. Quis o destino, porém, que, certa noite, o príncipe encontrasse um homem muito fraco e doente que caminhava amparado pela mãe. Perplexo, o príncipe perguntou a seu criado o que havia de errado com aquele homem. Quando o criado lhe respondeu, o príncipe perguntou ainda se todas as pessoas, ele inclusive, estavam sujeitas à doença. O criado respondeu afirmativamente. Nos dias seguintes, o jovem príncipe encontrou um velho alquebrado pela idade, um cortejo que levava um corpo para ser cremado e, por fim, um monge que renunciara ao mundo. No decorrer de diversas noites, ele refletiu sobre esses acontecimentos e questionou a si mesmo. Se a verdade da vida envolvia tais coisas, como poderia alguém ter a pretensão de se esconder delas?

Para que o príncipe se individuasse, teve de sair do estado de inflação que a vida palaciana alimentara dentro dele. Os acontecimentos, embora traumáticos, criaram não obstante uma oportunidade para que ele caminhasse rumo à solidão e ao desconhecido com a coragem necessária para nos sustentar durante o estado inicial de dor e separação. Para que o trabalho interior comece, é preciso que aconteça antes uma tal experiência, pois é isso que a vida, com seus altos e baixos, exige de nós. E é isso que exigimos dos nossos filhos e de todas as pessoas que amamos.

A importância do acontecimento que precede o trabalho interior se intensifica quando ele desperta na pessoa a noção de um vínculo com a natureza coletiva desse tipo de experiência. De certo modo, quando percebemos a necessidade de mudar, nós acalentamos sensações que nos permitem saber o que os grandes mestres espirituais também sentiram. Esse potencial nos brinda com um sentimento de parentesco, e cria-se assim uma espécie de linhagem. É essa experiência coletiva do acontecimento que nos permite seguir em frente e abraçar o processo de individuação.

Autoconhecimento e Vazio

Não obstante, o simples desejo de liberdade não basta. Para avançar no caminho da libertação, temos também de compreender de modo mais profundo a nós mesmos e às nossas motivações. Para tanto, começamos por evocar dentro de nós uma ressonância mais profunda com o acontecimento que nos deixou insatisfeitos com o mundo e suas respostas.

Por isso, quando o mundo e suas respostas já não nos satisfazem e assim nos decidimos a buscar respostas diferentes, temos de franquear o acesso à nossa capacidade de obter essas respostas. É essa a segunda parte da primeira etapa. Ninguém é tolo o bastante para partir numa viagem física sem antes arrumar cuidadosamente a bagagem para ver se ela contém tudo o que é preciso. Para partir na viagem espiritual, temos de fazer a mesma coisa.

Ao explorar as motivações que nos levam à renúncia, imitamos o proceder dos grandes mestres e geramos assim uma certa autoconfiança. A confiança se torna importante quando começamos a usar fantasias imaginativas, emoções e sentimentos na nossa prática espiritual. É ela que nos habilita a confiar no processo. Quando não temos confiança, as experiências de vida que evocam emoções de fracasso, sofrimento e medo vão nos levar a desistir da jornada.

Por isso, não é suficiente ter passado por um acontecimento traumático, ter tido uma experiência espiritual, ter se cansado do mundo material, ter adquirido curiosidade pela vida espiritual ou mesmo ter começado a buscar o sentido da vida. Todas essas motivações têm por base a carência e a necessidade. A renúncia é mais do que um desejo de fugir do sofrimento ou do tédio, ou de aprofundar a devoção. Muita gente enceta o caminho espiritual por esses motivos; porém, para continuar, temos de explorar o que está por baixo do nível superficial e infundir mais profundidade e sentimento à nossa atitude.

De nosso, o que levamos para o caminho é a totalidade das nossas experiências de vida, todas as nossas tristezas e alegrias, tribulações, triunfos e tragédias. A renúncia profunda exige mais do que a expressão racional e analítica de uma crise emocional que nos leva a querer mudar. Em tudo isso só estão presentes os conteúdos da psique, não a própria psique — que, afinal de contas, é a parte de nós que realmente teve a experiência de que se trata. Para que ocorra a verdadeira renúncia, a própria psique tem de mudar.

Para evocar essa mudança, lembre-se da história de um grande mestre cujo episódio de renúncia tenha deixado em você uma profunda impressão. Pouco importa a religião que esse mestre representa. O que estamos buscando é uma *ressonância*. Se a história despertar intensamente nossas emoções, há de evocar imagens e fantasias. Devemos explorar essas imagens e brincar com elas. É um erro deixar a história somente no nível cognitivo. Temos de deixá-la vibrar, ressoar no nosso coração.

O que significa ressoar? Não significa ter uma experiência emocional extremamente intensa. Significa que ocorre um movimento, como quando a ressonância de uma única nota produz um acorde inteiro. Nesse movimento, geram-se imagens, lembranças e fantasias e produz-se uma sensação de bem-estar ou bem-aventurança. Devemos seguir o fluxo dessas experiências; por mais que elas nos pareçam infantis ou incoerentes, são enormemente significativas, pois procedem do inconsciente. É assim que entramos em contato com o inconsciente e o evocamos, esse grande desconhecido.

Se o que se evoca para nós é uma emoção, não devemos nos deixar dominar por ela a tal ponto que venhamos a expressá-la, pois nesse caso perderemos energia. Em vez de dissipar o sentimento, devemos contê-lo e senti-lo profundamente, de modo que ele produza mais imagens e mais energia psíquica. Na verdade, a geração de energia psíquica é a chave do processo tântrico. Se praticarmos essa técnica toda vez que tivermos uma experiência espiritual, as imagens produzirão mais energia psíquica. Poderemos então usar a energia para produzir mais experiências. Quando não seguimos o fluxo das imagens, não evocamos novos sentimentos; então, permanecemos fixos no nível cognitivo, não geramos novas energias, a energia antiga se dissipa, o sentimento vai embora e não chegamos a lugar algum.

Além de nos ensinar a fazer o trabalho imaginativo tântrico, esse exercício aprofunda a nossa renúncia, na medida em que nos revela certos aspectos inconscientes dela. Passamos a nos conhecer melhor. Aprofundando a experiência que temos de nós mesmos, descobrimos novas partes do nosso ser, como nossa intuição, nossa espiritualidade, nosso ser mítico. Essas partes, por sua vez, ajudam-nos a entrar em comunicação com experiências internas ainda mais místicas. Entretanto, é importante compreender que não é só o conteúdo da experiência que mede ou determina o processo espiritual, mas sim o estado da psique. É a capacidade de entrar em contato com níveis profundos desta que diferencia o trabalho realizado num nível espiritual do que se realiza no nível psicológico ou religioso. Precisamos aprender a entrar em outros estados de consciência para poder experimentar os conteúdos psíquicos de diversas maneiras, não só por meio de uma perspectiva devocional, perplexo-analítica ou emotiva.

A capacidade de confiar suficientemente na imagem ou no símbolo, a ponto de permitir que ela se transfira para níveis mais profundos, se chama flexibilidade mental. Como já dissemos, trata-se de uma habilidade fundamental, que devemos usar para combater a rigidez das interpretações das experiências espirituais e para minimizar o apego às novas experiências. As imagens e os símbolos adquirem significados mais profundos porque usamos a psique inteira, com suas múltiplas facetas, para conter a experiência e enxergá-la a partir de diversos pontos de vista.

Quando examinamos nossa experiência espiritual e avaliamos nossas capacidades, temos de determinar qual a fatia das possibilidades da alma humana que cai debaixo dos nossos olhos. Em outras palavras, temos de ter uma idéia de qual é a porção do nosso ser da qual temos consciência. Será que nos vemos como uma pessoa biológica, cognitiva e pensante que opera a partir de níveis psíquicos cognitivos, orientados pelos objetivos ou definidos pela estrutura? Será que damos valor também aos nossos sentimentos e experiências intuitivas? Como lidamos com acontecimentos que não são passíveis de explicação racional, como os acontecimentos sincrônicos? Ficamos à vontade na presença das imagens que surgem em nossa mente quando encontramos uma pessoa?

Se só conseguimos nos sentir à vontade dentro de um universo cognitivamente definido, estamos deixando de fora grandes porções do nosso próprio ser, que não conseguimos validar ou cuja própria existência somos incapazes de admitir. Entretanto, para estar bem preparados para a jornada, precisamos reconhecer a existência de estados profundos, mais profundos ainda que os sentimentos e intuições, e assim nos sentir partícipes de um processo maior da existência humana. Temos de estar abertos para essas partes do nosso ser porque são elas que nos farão progredir na caminhada.

Para explorá-las, temos de renunciar aos antigos padrões de comportamento, processos de pensamento e hábitos emocionais, que obstaculizam o nosso crescimento. Alguns têm de dedicar-se a um trabalho psicológico a fim de superar questões de infância ou problemas de agressividade e medo.

Como lidar com acontecimentos sincrônicos, ilógicos, fora de contexto ou contraditórios? Freqüentemente, temos pouca tolerância com essas coisas e descartamo-las como realidades irracionais e irrelevantes. Ou senão banalizamo-las, dando-lhes uma explicação qualquer, ou ainda recusamo-nos a admitir que elas existem. Entretanto, é preciso reconhecer e tolerar o irracional, pois a psique contém todas as coisas. Como o objetivo do crescimento interior é a integração consciente de todos os lados da psique numa única forma multidimensional, temos de aprofundar nossas noções de integridade e totalidade.

Além disso, temos de ser capazes de tolerar a transitoriedade ou o vazio. A maioria das pessoas têm medo do vazio; chamam esse medo de "angústia existencial". Para evitar o terror da morte ou do vazio, recusamo-nos a encará-lo de frente. Essa tática, por sua vez, gera um narcisismo ensimesmado que perpetua a si mesmo. Totalmente dedicados a evitar a qualquer preço o terror da morte e do vazio, partimos sempre do ponto de vista das nossas necessidades: "eu preciso". Estamos tão profundamente envolvidos nesse estado que ele nos parece perfeitamente normal! A verdade, porém, é que, para começar a jornada espiritual, temos de estar dispostos a confrontar o nosso medo do vazio, da morte e da mudança, e isso significa que temos de estar dispostos a deixar de lado toda a nossa psicologia baseada na carência e na necessidade. Caso contrário, jamais chegaremos a encetar a jornada; que dirá atingir a nossa meta!

Isso é tão importante que os budistas treinam para aprender a tolerar o vazio. Ao fim e ao cabo, é preciso não somente tolerá-lo, mas aprender a criar imagens no vazio. Elas diferem das imagens que normalmente aparecem na nossa mente porque não são criadas inconscientemente a partir de medos e projeções, mas são conscientemente produzidas.

Por fim, a prática espiritual envolve não só o aprofundamento das nossas experiências interiores, mas também a manifestação desse crescimento interno nas nossas interações com os outros seres. É esse o maior e o melhor dos praticantes espirituais: aquele que volta ao mundo e mede o valor de sua experiência espiritual interior pela sua capacidade de refleti-la nas suas interações com os outros.

SER COMPASSIVO NO TRATO COM OS OUTROS

2. Em que medida tenho a capacidade de interagir com as outras pessoas de maneira autêntica e amorosa?

A segunda pergunta do processo preliminar é: em que medida tenho a capacidade de interagir com as outras pessoas de maneira autêntica? Muitas pessoas que se dedicam ao trabalho espiritual interior acham que não têm de fazer isso. Em muitas tradições espirituais, basta subir ao alto de uma montanha e ter experiências espirituais. Até mesmo alguns tipos de Budismo têm por objetivo uma libertação puramente individual. A tradição Mahayana, porém, prega que a capacidade de conviver com os outros é uma exigência fundamental do processo espiritual, sem a qual simplesmente não nos é possível entrar no caminho.

Muitas vezes, o acontecimento que nos levou a querer mudar também nos deixa isolados e distantes, incompreendidos e solitários. Pode ter nos isolado porque não tínhamos como comunicá-lo aos outros. Em decorrência disso, nos sentimos, às vezes, perdidos na escuridão. Esse sentimento pode nos levar à estagnação logo no começo. Para ir além dessa estagnação, temos de ter a capacidade de recorrer à nossa força interior ou encontrar essa força na interação com as outras pessoas. Isso é tão importante que é essa capacidade que determina o nosso potencial de crescimento espiritual, pois, no decorrer da jornada, vamos deparar a cada momento com a solidão e a dor. Temos de saber recorrer às nossas reservas interiores de força para continuar. Por isso, temos de explorar nossa capacidade de conviver com os outros — não só por amor a eles mas também por amor a nós mesmos, pois a qualidade dessa convivência é uma prova do nosso ser interior.

A esta altura, o que precisamos fazer é avaliar nossa atual capacidade de partilhar nossa experiência com os outros e de deixar que eles nos alimentem e protejam.

Vamos ver o que fazer para levar a espiritualidade à nossa interação com os outros. Nossa cultura [norte-americana] diz que uma afirmação como a seguinte é saudável: "Estou muito bravo com você por você não ter fechado a porta." Segundo ela, isso é saudável porque estamos expressando nossa emoção para a outra pessoa. Entretanto, se examinarmos ao mesmo tempo nossa linguagem corporal e o conteúdo das nossas palavras, veremos que elas têm uma qualidade de crítica e exigência, sobretudo quando o nosso tom de voz confirma essa qualidade.

O que é a crítica? Ela tem quatro componentes: uma emoção, um acontecimento externo, um juízo e uma exigência. A emoção, como não poderia deixar de ser, é a raiva. O acontecimento, nesse caso, é a porta não ter sido fechada, o que nos deixa com raiva. O juízo é: "Você é uma pessoa má por não ter fechado a porta." E a exigência implícita é: "Não faça isso de novo."

A maioria das pessoas aprendeu que esse jeito de lidar com os outros é aceitável e até recomendável, mas, se estivermos dispostos a ir além da superficialidade implícita nesse tipo de afirmação, seremos capazes de nos relacionar de modo mais compassivo. Quando conseguimos ouvir a exigência e o juízo, vemos que a pessoa que faz essa afirmação só está tendo acesso ao seu lado masculino sombrio. Até mesmo o aspecto luminoso do lado masculino está ausente — a única presença é a do aspecto exigente e raivoso do lado masculino sombrio. O lado feminino, por sua vez, está completamente de fora.

Nesse encontro de cinco segundos durante o qual a pessoa se manifesta, podemos julgá-la do mesmo jeito que ela nos julgou: "Essa pessoa é muito má. Não tem consideração e está com raiva de mim." É difícil resistir ao impulso de reagir, pois nos sentimos maltratados, destratados e ameaçados, o que nos leva a querer responder também a partir do lado masculino sombrio. Porém, o jeito mais espiritual de reagir consiste em reconhecer que a outra pessoa está *ela* agindo a partir do seu lado masculino sombrio; assim, reagimos com mais compaixão e sem julgá-la. Porém, para fazer isso, temos de ter consciência.

Quando temos consciência, temos escolha. Nesse caso, podemos decidir sentir a raiva ou o que quer que seja, mas não expressá-la, não liberá-la. Se tivermos ao nosso alcance a consciência da amplidão, poderemos lidar com a pessoa de modo mais compassivo. Por mais que sintamos raiva, não deixamos que a raiva tome conta de nós. Não deixamos que ela saia de nós sem ser temperada com a compaixão, e por isso não dizemos: "Estou muito, muito bravo com você. Você disse tal e tal coisa e me deixou com raiva!" A amplidão e a lucidez podem nos ajudar a perceber, por trás das palavras ofensivas, também os bons sentimentos que a outra pessoa inevitavelmente traz dentro de si.

Assim, o ato de verbalizar nossas necessidades e expressar nossos sentimentos pode nos amarrar a um nível reativo superficial, uma vez que, por baixo da emoção da superfície, existem muitas camadas sentimentais mais profundas. Se tomarmos consciência dessas camadas, começaremos, em nossos relacionamentos, a ressoar em níveis mais profundos. Então, quando alguém se esquecer do nosso aniversário, perceberemos que, por trás da raiva, nós nos sentimos mal-amados e desprotegidos. Por baixo desses sentimentos há ainda outros sentimentos de inferioridade e inutilidade. Precisamos trabalhar para partilhar os sentimentos mais profundos, não somente os superficiais.

A meditação é um meio excelente para aprender as habilidades necessárias à melhora dos relacionamentos; porém, se não praticarmos com as pessoas, nossa habilidade meditativa chegará a um ponto máximo depois do qual não avançará mais. Se as integrarmos à vida real, as práticas meditativas alcançarão um nível muito mais sutil.

Ao trabalhar com os outros, ouvimos muitas vezes que o amor incondicional é o melhor amor que podemos oferecer uns aos outros. Porém, a verdadeira compaixão vai um passo além, pois não só deseja o bem da outra pessoa como também deseja ativamente que ela não sofra. Para realmente ajudar os outros, precisamos além disso do discernimento. Para amar sabiamente, temos de fazer da sabedoria a base do amor incondicional. Costumamos pensar que o amor não tem limites; entretanto, sua expressão é limitada ou condicionada pela nossa capacidade de usá-lo sabiamente. Quando alguém nos magoa ou nos machuca, por exemplo, não é essa a hora de pôr em prática o amor incondicional! Na verdade, o amor que então se expressa é condicionado, mesmo porque, quando saímos do estado meditativo e voltamos ao mundo relativo, nós também somos condicionados pelos acontecimentos. A prova final do nosso amor ocorre quando nos encontramos no estado de bem-aventurança e, muito embora queiramos comunicá-lo a todos, somos sensíveis à outra pessoa e nos dispomos a aceitar as suas limitações e falar com ela no nível em que se encontra. Assim, não impomos aos outros o nosso amor incondicional.

Quando alguém nos maltrata, podemos gerar em nós o amor incondicional por essa pessoa e, não obstante, temperar com discernimento a expressão desse amor. Caso contrário, nosso amor será expresso de maneira pouco hábil e talvez sejamos tratados injustamente. Podemos usar um comportamento auto-afirmativo para conter o agressor e impedir a ocorrência de ainda mais destruição.

Usando essas cinco diretrizes, podemos manifestar o amor incondicional. Sem elas, não temos a menor possibilidade de partilhar nossa experiência íntima do amor incondicional, e o mundo exterior nos parecerá frustrante. Se faltar o discernimento em nossa prática do amor incondicional, por exemplo, os outros tirarão vantagem de nós; e se não agirmos corretamente de modo a conter a violência, alguém sairá machucado. Isso aponta para uma importante diferença entre a prática budista do amor incondicional e a prática que caracteriza outros grupos. Afirmamos que, se a nossa motivação é o amor pela outra pessoa, então, mesmo em situações agressivas, em que temos de recorrer a uma linguagem forte ou a um comportamento desagradável e que como tal é percebido pela outra pessoa, mesmo nesse caso, o princípio da nossa ação ainda é o amor.

Além disso, o amor incondicional sem discernimento, ao qual faltam as habilidades meditativas da concentração e da atenção, é um amor que esgota. Sem discernimento, o amor incondicional é sempre uma experiência "panorâmica", desfocada, que nos dá prazer, mas simplesmente não pode ser posta em prática no mundo real.

COMPREENDER AS COISAS COMO ELAS SÃO, NÃO COMO GOSTARÍAMOS QUE FOSSEM

3. Até que ponto sou capaz de aceitar as realidades e circunstâncias da vida como partes inalienáveis do meu ser?

A terceira e última etapa preliminar nos chama a determinar se somos ou não somos capazes de aceitar as realidades e circunstâncias da vida como partes inalienáveis do viver.

Nesta etapa, continuamos trabalhando para integrar nossa vida espiritual com nossa humanidade e para inserir nosso viver no processo espiritual. Em si mesma, porém, ela consiste em dar de mão às nossas muitas noções acerca do mundo e aceitar a realidade como ela é. Ela dá termo ao processo preliminar porque, depois de acolher o Ser Interior, desenvolver a vontade de mudar e avaliar nossa capacidade de conviver com os outros seres, nós agora buscamos saber como realizar esses objetivos, tomando por base a realidade como ela é. Para viver verdadeiramente, temos de aceitar a verdade do mundo.

Porém, antes de mais nada, temos de definir o que é a sabedoria e o que é viver sabiamente. Os budistas definem a sabedoria pelo princípio da verdade e sustentam que, no final das contas, é a verdade que nos torna livres. A verdade exige de nós uma fidelidade ao espaço em que nos encontramos. Isso significa que, quando estamos magoados, machucados ou sofrendo, temos de admitir esse fato. Só então somos capazes de determinar como ser sabiamente compassivos em situações que de outro modo poderiam nos engolir ou assoberbar, ou nas quais poderíamos faltar com a compaixão. Além disso, a verdade não se baseia somente nas nossas próprias necessidades. Incorpora ainda a verdade coletiva, ou lei do cosmos e do solo.

Uma dessas leis é a lei cósmica da interdependência, que rege a nossa vida. Por essa lei, não podemos meramente expressar o amor incondicional porque, em virtude da interdependência, temos de respeitar os limites dos outros. Para fluir na interconexão, precisamos de verdade ou sabedoria para podermos determinar a maneira mais apropriada de manifestar o amor. E como cada um de nós é um ser único e singular, temos de encontrar nosso próprio modo de ser no mundo, baseado no que é verdade para nós neste momento.

Depois de respondermos à segunda pergunta, sentimos que o momento da verdade chegou. Temos agora de trazê-la à consciência. Se não conseguirmos avaliar a nossa vida e compreender o sentido dela agora, teremos momentos de intuição, mas sempre recairemos nos velhos hábitos. Com isso, perderemos o ânimo e o entusiasmo. Sofreremos a dor de aprender que, por não termos sido verazes, a jornada espiritual terá os seus altos e baixos.

Dentre os monges que o Buda aceitou como seguidores havia um monge muito velho e de Q.I. muito baixo. Era tão obtuso que não conseguia aprender nem sequer os ensinamentos mais básicos; sua memória era péssima e ele não conseguia se lembrar de nada. Por isso, os outros monges o ridicularizavam e rejeitavam. Quando o Buda ficou sabendo disso, ele mesmo recebeu o monge e ensinou-lhe duas frases simples a serem recitadas. E explicou: "É verdade que você não consegue tirar nenhum benefício das palestras que damos sobre o trabalho espiritual; por isso, sugiro que você fique do lado de fora. Quando os monges entram, deixam seus sapatos do lado de fora da porta. Pegue um espanador, limpe os sapatos deles e repita suas frases." O monge fazia isso e vivia satisfeito. Depois de alguns anos, descobriu o sentido interior dessa prática muito simples e, ligando-se à verdade, atingiu a realização interior. Naquela época, algumas monjas pediram para si um mestre e o Buda nomeou-lhes esse monge. As monjas sentiram-se ofendidas; mas, como não podiam rejeitá-lo abertamente, construíram uma plataforma muito alta para que ele se sentasse, e não puseram degraus nela. Fizeram isso para expô-lo ao ridículo. Porém, quando o monge chegou, levitou até a plataforma e deu vários ensinamentos. Nesse mesmo instante, o Buda estava passando com seus discípulos; satisfeito, partiu para a próxima cidade.

Vemos aí que o momento da verdade chegara tanto para o monge e as monjas quanto para o Buda. O momento de verdade do monge estava em declarar sua realização. O das monjas estava em transcender a idéia superficial e coletiva que faziam daquele monge. E o do Buda, em ver que esses momentos haviam chegado e saber que ele já podia deixar o monge entregue a si mesmo para ser fiel à sua própria verdade. Além disso, essa história nos mostra que o sagrado pode ser atingido sem a mediação do intelecto discursivo. Enfim, também nós temos de descobrir os momentos da nossa vida em que a verdade, como fonte de revelação, nos torna livres. Às vezes sentimos que a verdade nos vem na meditação, mas o fato é que a experiência espiritual por si só não é suficiente para tornar-nos fiéis a nós mesmos. Nosso potencial é ainda maior. E temos de ser capazes de ouvir esse momento de verdade.

Se limitarmos nossa prática espiritual a um nível sábio, seguro, cognitivo, analítico e intelectual, corremos o risco de perder o momento da verdade, que vem nos falar sobre o quão maior é o nosso potencial.

O que nos liberta é algo que temos de encontrar sozinhos. Não há verdade coletiva que nos diga o que esse algo é. Cada qual tem de encontrá-lo por si mesmo. Temos de começar a ouvir, a deixar os ouvidos permanentemente abertos, pois a obra espiritual não está somente em meditar, em cultivar o amor e em ser calmo e tranqüilo. A verdade do universo, do solo que nos alimenta, das leis cósmicas que regem a natureza, são as verdades cuja ressonância temos de ouvir na nossa espiritualidade. Na mesma medida em que o fazemos, a centelha da verdade aparece e nossas experiências místicas assumem um maior valor interior. Temos de fazer da verdade a luz que ilumina todas as nossas experiências, tudo o que sentimos e que nos acontece, inclusive nossas emoções e nossos relacionamentos. Se praticarmos desse modo, a sabedoria virá, pois ela sempre vem quando a base da nossa vida é a verdade.

A tradição tibetana identifica três tipos de sabedoria ou verdade que temos de incorporar: a verdade pessoal, a verdade coletiva e a verdade universal.

A sabedoria da verdade pessoal é a sabedoria de quem nós somos. Como vimos, o trabalho inicial desse processo está em cultivar a sabedoria e determinar quem nós somos e o que nós somos neste exato instante. Com isso, ficamos sabendo como usar a verdade para nos libertar e o que o momento da verdade significa para nós. Para tanto, temos de adquirir uma noção do nosso ser, no qual se inclui o ego, a pessoa e o Ser Interior. O que chamo de pessoa é a totalidade de tudo o que nos compõe enquanto indivíduos: nosso corpo, nossas experiências sensoriais, nossas emoções e cognições. O ego é o que ajuda a pessoa a interagir com o ambiente. O Ser Interior jaz profundamente oculto dentro da nossa psique e, em geral, não se manifesta a nós. De costume, estamos muito presos ao ambiente e à luta para manter a sanidade e o equilíbrio entre o ambiente e a nossa pessoa. Assim, o Ser Interior regride ou se oculta.

Precisamos ter uma noção e uma percepção claras de cada um dos níveis da psique. Para perceber o ego, por exemplo, podemos nos lembrar de uma experiência emocional extremamente intensa — um episódio de raiva, por exemplo — e perceber aí como nos comportamos e por quê. Depois de meditar por algum tempo, veremos que o ego é essencialmente apegado.

A pessoa é uma coletânea de partes que constituem um todo e, por isso, não pode ser identificada nem com isto nem com aquilo — ao contrário do ego, que é mais concreto. A pessoa nunca é percebida, exceto na qualidade de conceito filosófico e religioso. Entretanto, precisamos ter uma noção da diferença que existe entre agir a partir do ego e agir a partir da pessoa, porque nossa tendência instintiva é a de acreditar que o ego e a pessoa são a mesma coisa, ao passo que isso é uma negação da verdade. Aliás, essa é a causa primordial da negação: é um repúdio da verdade num nível extremamente fundamental.

É importante perceber o quanto o ego se opõe à pessoa, pessoa essa que é o contexto, o ambiente em que a verdade pode ser recebida e guardada — pois, se não soubermos o que é a verdade, como poderá ela nos libertar? Temos de conhecer a diferença entre a nossa pessoa e aquela parte de nós que interage com os outros, ou seja, a *persona*. Nosso ser como pessoa é determinado pela lei cósmica, mas o modo pelo qual interagimos com os outros é determinado pelo ego. A pessoa nos liga a outras pessoas, a outros seres deste universo, e à capacidade de percebê-los não somente como seres maus ou raivosos mas também como indivíduos compostos de muitas partes: corpo, mente, emoções, pensamentos e medos. Quando nos relacionamos com outra pessoa tomando por base a nossa própria pessoa, e não nosso ego, relacionamo-nos com um ser complexo. No nível do ego, nossas ações, sentimentos e interações com os outros são determinadas pelos nossos medos, ciúmes, mágoas, impulsos agressivos ou psicossexuais, pelas nossas próprias carências e necessidades — e, assim, corta-se e elimina-se toda e qualquer ligação com o *outro*. Quando relacionamo-nos com os outros a partir da pessoa, podemos estabelecer vínculos entre nossas diversas partes.

A terceira sabedoria é a mais importante. É uma sabedoria interior que reside numa parte muito sábia do nosso ser. No Oriente, temos o mito do guerreiro espiritual que é preso à espiritualidade e ligado à verdade. Não mata seu inimigo pelo dolo e pela fraude. Tem coragem de abrir mão das coisas impossíveis e de voltar para obtê-las quando estiver pronto. Atualmente, precisamos dessa qualidade no nosso trabalho espiritual.

É importante dar ouvidos tanto à verdade coletiva quanto à verdade individual. Dentro de nós há muitas coisas que procedem do coletivo — amor, compaixão, ódio, raiva. Essas experiências são as mesmas para todos nós. Só são diferentes os acontecimentos que as evocam e o modo pelo qual reagimos a elas. Assim ocorre com a sabedoria: ela tem uma parte coletiva, partilhada por toda a humanidade, e uma parte individual. Precisamos encontrar o tesouro coletivo de sabedoria que inclui a sabedoria do Oriente e do Ocidente. Temos de tomar posse desse tesouro e tomá-lo como guia, para depois poder partilhá-lo com os outros.

10
Terapia de Rejuvenescimento

INTRODUÇÃO

Desde há séculos que todos os povos do mundo se sentem fascinados pela possibilidade de alcançar a juventude eterna e retardar o processo de envelhecimento. Muitas coisas, desde antigos ritos, rituais e tratamentos de ervas medicinais até os modernos cosméticos e cirurgias, continuam sendo usadas por um grande número de pessoas. Só nos Estados Unidos, a quantidade de dinheiro gasta em produtos de beleza e rejuvenescimento é astronômica, e, embora boa parte deles não tenha tido seus efeitos corroborados pela ciência, são cada vez mais procurados. Será possível permanecer jovem, retardando o processo de envelhecimento? Segundo a medicina tibetana, a resposta é "Sim", mas não pela simples aplicação de cosméticos ou pelo uso de um sofisticado tratamento feito com ervas medicinais.

Segundo a medicina tibetana, o rejuvenescimento é um rejuvenescimento da mente, do corpo e do espírito. Para fazer isso, a pessoa tem de trabalhar nesses três níveis, usando as técnicas apropriadas. Para o rejuvenescimento do corpo, empregam-se massagens especiais com ervas, hidroterapia de ervas e tratamentos herbáceos de desintoxicação. Para a revitalização e o desenvolvimento das necessidades psico-espirituais da pessoa, recomendam-se a meditação, a Yantra Yoga e técnicas budistas de crescimento e desenvolvimento. Quando efetivados sob condições controladas no decorrer de um período específico, esses programas geram resultados positivos.

Por séculos e séculos, os yogues e praticantes tibetanos usaram o programa como parte do seu crescimento e desenvolvimento espiritual. Sabiam que, para praticar os processos de visualização e transformação da energia, sua mente e seu corpo tinham de estar em perfeitas condições de funcionamento. Mesmo na época atual, grandes mestres tibetanos fazem esse programa, e existem relatos de lamas de 80 anos de idade ou mais e que têm um aspecto extremamente jovem e saudável — coisa rara no Tibete, onde a expectativa média de vida é de 45 anos.

O programa de rejuvenescimento pode estender-se por períodos diferentes, dependendo da pessoa e do que ela quer fazer. Pode haver, por exemplo, um programa de três meses ou um de um ano. No Ocidente, é dificílimo executar o programa inteiro segundo as exigências estabelecidas pelos livros de medicina do rejuvenescimento. Isso porque a pessoa que executa o programa tem de afastar-se de todas as tensões cotidianas durante todo o período do programa, permanecendo numa idílica estância de saúde longe da cidade. Para introduzir o programa no Ocidente, descreveremos aqui uma versão modificada. Este programa foi experimentado pela primeira vez em 1987, na Toscana, região da Itália, por um grupo de trinta participantes suíços e italianos, e seu sucesso foi absoluto. A melhor parte da estância de saúde foi a cooperação dos gerentes, que compreenderam e apoiaram a necessidade de silêncio e contemplatividade durante todo aquele período. Não só o ambiente estava bom como também o espírito e a energia naquele lugar estavam carregados de cura e proteção.

TERAPIA DE REJUVENESCIMENTO

O programa tem dois estágios: um período de purificação (limpeza e desintoxicação) seguido pela terapia de rejuvenescimento, que se baseia em grande medida em medicamentos preparados com ervas.

O período de purificação dura oito dias e é passado num "spa" idílico, bonito e agradável, longe dos ruídos e da tensão da cidade grande. É obrigatório que todos os participantes completem esse estágio, a fim de limpar-se, desintoxicar-se, organizar um plano adequado de saúde que inclua alimentação, comportamento, exercícios, meditação e crescimento espiritual, e para aprender a conduzir de maneira apropriada o estágio de terapia de rejuvenescimento. O segundo estágio se realiza com a pessoa levando sua vida normal, trabalhando normalmente, e tem por base o uso regular de uma pílula fitoterápica de rejuvenescimento por um período de três meses.

Qual é o objetivo desse programa condensado de rejuvenescimento? Não estamos afirmando que resultados milagrosos poderão ser obtidos; afinal, trata-se de um programa curto e modificado. Entretanto, foi projetado para atender à disponibilidade de tempo dos ocidentais e, simultaneamente, proporcionar-lhes o máximo de benefícios. No decorrer dos seus 98 dias, o programa dará à pessoa uma renovada sensação de energia e força, revitalizará sua pele e seus músculos e melhorará sua compleição e suas funções corpóreas vitais, como a digestão, o fluxo sangüíneo e a atividade nervosa. Em suma, este programa é um esforço de promoção da saúde física por meio do tratamento, da educação e da prática espiritual.

O Período de Purificação de Oito Dias

A rotina seguinte tem de ser seguida diariamente por todos os participantes ao longo dos primeiros oito dias do programa. Trata-se de uma parte obrigatória do programa de rejuvenescimento, uma vez que é essencial para a eficácia da terapia. Os detalhes da rotina serão explicados mais adiante.

7:00   Acorde, lave os olhos com água fria, limpe e massageie os dentes e as gengivas. Urine e evacue. Caso tenha dificuldade, tome três copos de água fria imediatamente depois de acordar, toda manhã, até regularizar a função intestinal.
7:30   Tome uma xícara de chá de urtiga e faça meditação e Yantra Yoga.
8:15   Tome um café da manhã de alimentos integrais, como cereais, pães, frutas e chás de ervas. Não coma carne nem ovos.
9:00   Hidroterapia.
10:00 Massagem.
12:30 Almoço vegetariano.
14:30 Exame médico, avaliação de personalidade e educação para a saúde.
16:30 Yantra Yoga.
19:00 Jantar vegetariano, com disponibilidade de frango e peixe.
20:45 Meditação.
22:30 Repouso noturno.

Limpeza do Corpo

Uma das principais características da medicina holística, especialmente sublinhada pela tradição tibetana, é a necessidade de desintoxicar o corpo antes da realização de qualquer forma de tratamento, herbiterápico ou outro. Se as toxinas não forem eliminadas do corpo, o tratamento, por mais eficaz que seja, será severamente limitado, uma vez que as toxinas impedem as ervas de cumprir sua função no corpo. Antes de mais nada, portanto, é preciso limpar o corpo. Isso se pode fazer em diversos níveis. Durante os primeiros três dias, recomendam-se sessões regulares de hidroterapia, especialmente para limpar a pele, ajudar o sangue a fluir melhor e incrementar a atividade endócrina e excretora.

A terapia de banhos medicinais é especialmente eficaz quando associada ao uso da fórmula herbácea dos cinco néctares. Essas cinco combinações herbáceas são extremamente eficazes e podem ser aplicadas durante o banho de forma líquida, *in natura* ou como compressas. Para estimular o poder de cura das ervas, recomenda-se a realização de massagens leves. Os banhos devem durar de quinze a vinte minutos no primeiro dia e sua duração deve aumentar nos dias subseqüentes até chegar a trinta ou 45 minutos. É igualmente importante garantir que a temperatura da água se mantenha sempre a mesma; se a água começar a esfriar, o banho deve terminar.

Se uma pessoa tiver queixas específicas, como dor nas articulações ou problemas de pele; ou se quiser melhorar sua compleição cutânea, ervas especiais são acrescentadas aos cinco néctares. Para melhorar a compleição, por exemplo, várias flores secas e não-tóxicas, como rosa, jasmim, etc., são acrescentadas à preparação básica. Nesse caso, os banhos não são somente purificadores; são também terapêuticos e podem colaborar para o alívio de sintomas como dores crônicas nas articulações, problemas de pele, etc.

Na Toscana, onde realizamos pela primeira vez o programa, existem várias fontes termais naturais e ideais para as sessões de hidroterapia. Como essas termas são instituições abertas ao público, usamos banheiras de plástico e de borracha para recolher a água a ser usada nos banhos térmicos. Na Toscana, também montamos saunas de vapor temperado com ervas, que foram usadas por algumas pessoas em lugar dos banhos.

Depois do banho, recomenda-se de trinta a 45 minutos de massagem com óleo no corpo inteiro a fim de limpar as toxinas dos nódulos linfáticos e estimular a circulação sangüínea e outras funções importantes. Os óleos e loções herbáceas especiais colaboram para a melhora da compleição cutânea e do tônus e atividade dos músculos. Depois da massagem, recomenda-se uma sessão de acupressura a fim de estimular o fluxo de chi ou energia no corpo, além de curar os problemas específicos dos participantes. Se o participante sofre de dores crônicas na região lombar, por exemplo, aplica-se um óleo especial — medicado com ervas — tanto na região sujeita à dor quanto em certos pontos de acupressura. Depois realiza-se a massagem e a acupressura a fim de curar ou minimizar o problema do paciente, para que ele possa participar com mais eficácia do restante do programa.

A técnica de massagem do corpo inteiro, feita com óleo, vem da Índia e consiste primariamente em movimentos de alisar, esfregar e "amassar" ou "sovar" o corpo do paciente, ou na aplicação de um óleo ou loção sobre o corpo. Os músculos são "sovados" e o restante do corpo é esfregado vigorosamente, da periferia em direção ao coração. A cabeça e o abdômen são as duas partes mais importantes e precisam ser profusamente massageadas — a cabeça por conter importantes pontos de acupressura relacionados com os chakras, e o abdômen porque o centro de energia metabólica aí se localiza, e o *agni* ou fogo digestivo precisa ser estimulado a fim de deixar o corpo saudável e ativo. Em toda sessão de massagem, essas duas áreas são cuidadosamente trabalhadas.

Depois da massagem, o participante tem de permanecer aquecido; ao cabo de quinze minutos, aplica-se sobre o seu corpo farinha de grão de bico para tirar o óleo ou a loção. O objetivo desse procedimento é o de combater a excessiva liberação de toxinas na corrente sangüínea, que deixa o paciente com a mente obtusa em decorrência do excesso de fleuma (Beidjen) no corpo. A farinha de grão de bico elimina o excesso de líquidos e faz com que o sangue flua para a pele, além de servir para melhorar o aspecto e a elasticidade da pele. Depois de meia hora, o participante pode tirar do corpo a farinha de grão de bico.

Nos primeiros três dias, no começo da tarde, cada um dos participantes submete-se a um exame médico e passa por um teste de saúde e de personalidade. Porém, antes da realização do teste de personalidade, cada cliente passa por um exame médico no qual apresenta ao profissional seus problemas de saúde. Caso haja algum desequilíbrio, prescreve-se um tratamento herbiterápico a ser realizado nos dois dias seguintes. É essencial que o cliente esteja com a saúde perfeita durante esses oito dias, e cabe ao médico garantir que isso aconteça.

Limpeza e Desintoxicação Interna

A limpeza interna é absolutamente essencial para que o corpo seja capaz de absorver eficazmente os preparados herbiterápicos rejuvenescedores. Antes da limpeza interna, porém, pede-se ao participante que tome durante três dias uma colher de chá de manteiga líquida derretida antes do café da manhã, a começar do quarto dia do programa. O objetivo dessa terapia é duplo: em primeiro lugar, ativar as toxinas nos sistemas secretor e endócrino e localizá-las na região gastrointestinal para que possam ser facilmente eliminadas através do reto; e, em segundo lugar, lubrificar a região gastrointestinal para impedir que os purgantes irritem as mucosas desse sistema.

No sétimo dia do programa, os participantes tomam primeiro um purgante leve; e, à tarde, um mais forte, a fim de eliminar da região gastrointestinal todas as toxinas acumuladas. Durante o dia, boa parte da rotina muda para que a limpeza se processe de forma adequada e eficiente. Certos participantes precisam de uma purgação mais forte para que o objetivo da limpeza seja alcançado. Para outros, basta o purgante leve.

No oitavo dia, o grupo passa a maior parte do tempo aprendendo a conduzir os noventa dias de terapia de rejuvenescimento, a ser realizada em casa. Ensina-se detalhadamente a meditação e a prática de visualização do Buda da Medicina. Depois disso, distribuem-se aos participantes os suprimentos de pílulas de rejuvenescimento para os noventa dias de terapia, com instruções sobre como tomá-las.

Nutrição e Comportamento

Durante o programa de oito dias, a alimentação consiste primordialmente numa dieta vegetariana, com carne de aves e de peixe para os que precisam de proteína animal. Os participantes podem incluir na alimentação quaisquer outros alimentos de que necessitem. Entretanto, o uso dos seguintes alimentos é fortemente desencorajado:

- arroz branco e pão branco
- saladas em excesso e legumes crus pertencentes à família das solanáceas, como tomate, batata, berinjela, repolho, etc.
- alimentos ácidos, azedos e fermentados, como queijo gorgonzola, vinagre forte e concentrado, missô, alimentos produtores de acidez, alimentos apimentados e gordurosos
- alimentos gordurosos, como carne de carneiro, de vaca e de porco
- açúcar branco refinado (permite-se o uso de mel recém-colhido)
- sorvete e chocolate
- frutas frescas e maduras
- café preto ou chá preto forte
- refrigerantes e bebidas alcoólicas

O café da manhã é uma das refeições mais importantes e deve ser composto de frutas, cereais, leite e pão integral. Tudo deve ser aquecido, se possível, pois a comida fria é extremamente dura para o corpo. Caso se use queijo, o melhor é aquecê-lo e depois passá-lo no pão ou comê-lo junto com outros alimentos. A almoço deve ser composto de verduras ou legumes verdes, cozidos ou simplesmente passados no vapor com elementos digestivos como o gengibre, o cardamomo e o coentro. O arroz integral deve ser muito bem cozido, mas não muito lavado. Como o arroz integral é mais pesado que o arroz branco, recomenda-se que se misture nele cúrcuma ou alho para ajudar a digestão. O pão deve ser bem assado e sempre fresco. Alimentos pesados e laticínios como os queijos e manteigas devem ser tomados quentes, sempre com arroz ou pão. Não se permite o consumo de nenhum alimento excessivamente rico em açúcar, como sorvete ou chocolate. Para ingerir o açúcar de que você necessita, recomenda-se o consumo de frutas com mel ou açúcar mascavo. Para os que desejam comer carne de frango ou peixe, o mais importante é que o prato seja preparado de maneira adequada. Devem ser preparados com gordura não-saturada e acrescentando-se condimentos como cominho, gengibre, alho, etc. Toda a gordura deve ser retirada do frango.

Todas as formas de bebidas alcoólicas são proibidas, muito embora o vinho medicinal seja permitido e até recomendado para certos participantes. As bebidas cafeinadas não são recomendadas, embora se possa tomar café ou chá descafeinado com leite. Durante o dia, o chá de urtigas é recomendado como excelente purificador e diurético. Milarepa, famoso santo tibetano, fez das urtigas o seu principal alimento quando se retirou do mundo.

É igualmente importante o modo de preparar as refeições. Por exemplo, os legumes da família das solanáceas podem ser consumidos, desde que sejam cozidos e misturados com alimentos protéicos e condimentos. Do mesmo modo, alimentos que produzem gases e fleuma, como feijão e ervilha, perdem essas propriedades quando bem cozidos e condimentados com digestivos. Aliás, toda vez que se come uma refeição pesada, recomenda-se que, imediatamente depois, beba-se um copo de chá de gengibre quente com mel.

A hora das refeições é importante. Por exemplo, não tomar café da manhã ou comer um café da manhã muito leve são hábitos pouco saudáveis para os tipos de Ar (Lung), ao passo que os tipos de Água (Bagan) só devem tomar um café da manhã bem leve. Isso porque a Água é constitucionalmente mais ativa pela manhã, e o consumo de uma refeição pesada nessa hora induzirá a letargia e a obtusidade num tipo aquático. Do mesmo modo, se uma pessoa de Fogo (Tripa) comer um almoço pesado, com proteínas, depois do meio-dia, poderá ficar com náusea, dor de cabeça e fadiga, pois o Fogo é mais ativo à tarde.

De modo geral, não se recomenda nenhuma atividade que cause tensão física e emocional ou traumas. O sexo deve ser evitado durante este período, bem como todas as lembranças dolorosas e desagradáveis. Em suma, os participantes devem fazer todo o possível para gozar plenamente do espírito e dos benefícios do programa de oito dias.

YANTRA YOGA

A Yantra Yoga é um antigo tipo de exercício budista que envolve simultaneamente a respiração, o movimento e a concentração. Existem cerca de 75 exercícios de Yantra Yoga, mas, durante o programa, só os exercícios iniciais e preparatórios são praticados. São eles técnicas de automassagem com os punhos fechados e as solas dos pés, com auto-aplicação de óleo de gergelim. Depois disso, três grupos diferentes de exercícios preparatórios são ensinados e praticados regularmente para coordenar a respiração, o movimento e a concentração. O objetivo da Yantra Yoga é o de ajudar a pessoa a gastar o mínimo de energia para desempenhar uma atividade qualquer, mental ou física. O objetivo principal de qualquer praticante saudável é o de ser capaz de conservar o máximo de energia, sob a forma de calor corporal, respiração e uso dos músculos. Quando a pessoa conserva essas fontes de energia, seu tempo de vida aumenta e a energia pode ser canalizada para objetivos superiores, como a prática espiritual.

A Yantra Yoga originou-se do sistema indiano de Hatha Yoga, e os yogues tibetanos usam esses exercícios há séculos para se manter em perfeitas condições físicas e psicológicas. Depois de cortar quase todo o seu contato com a sociedade, o yogue tinha de saber se cuidar. Para tanto, não só tinha de saber tudo sobre as doenças, suas causas e seus tratamentos como também sobre o corpo em geral, como ele funciona e como mantê-lo em boa forma. A Yantra Yoga, considerada não segundo a forma sob a qual se apresenta atualmente (e que está ligada à prática espiritual), mas em si mesma, foi projetada para atender às necessidades de saúde e garantir que o yogue permanecesse centrado e equilibrado. O que evidentemente falta a um grande número de praticantes da espiritualidade e da meditação, especialmente no Ocidente, é a preocupação e o cuidado com a saúde física e a sólida organização sensorial e emocional que são elementos tão importantes de qualquer prática espiritual.

Durante o programa, todos os participantes estão obrigados a praticar uma hora de Yantra Yoga por dia. Em caso de dificuldade individual, os exercícios podem ser modificados para adaptar-se à pessoa. A Yantra Yoga é, sem dúvida alguma, uma parte importante do programa, uma vez que dá a cada participante uma visão holística de si mesmo e o ajuda a relacionar-se de modo mais eficiente com suas experiências internas e externas.

As práticas de meditação exigem fé, compromisso e regularidade, além da iniciação. Como a prática no seu todo não pode ser descrita para os que não receberam a iniciação, apresentamos a seguir um esquema geral, usando a Thanka da Meditação de Rejuvenescimento para ilustrar o processo (ver Figura). A thanka é um ícone tibetano, pintado em tecido.

A Thanka Representa os Quatro Elementos Principais da Prática:

1. Vantagens de se dedicar à prática.
2. O lugar onde decorre a prática; a natureza e a qualidade do lugar; as regras comportamentais a ser observadas.
3. Concretização do Buda da Medicina, Rejuvenescedor e Curador, sob a forma dos Cinco Dhyani Budas.
4. A prática de visualização e meditação propriamente dita.

Vantagens de se Dedicar à Prática

- rejuvenesce a mente e o corpo e, assim, ajuda a aumentar a expectativa de vida
- impede a doença e a negatividade mental
- melhora a aparência da pele, a energia do corpo e o tônus muscular
- melhora as funções sensoriais, a memória e a voz

Lugar, Ambiente e Comportamento

- Observe a parte superior esquerda da thanka, que representa o seguinte:
- o lugar da prática deve ser limpo, puro e isolado, mas seguro
- o ambiente deve ser belo e natural, com abundância de plantas, ervas e água (seção 1)
- as regras comportamentais são as seguintes:
- evitar expor-se diretamente ao calor intenso do fogo ou do sol (seções 2 e 3)
- não manter relações sexuais (seção 4)
- evitar as atividades físicas cansativas (seção 5)
- as funções sensoriais e mentais da pessoa devem estar saudáveis (seção 6)
- a pessoa não deve estar demasiado fraca ou doente (seção 7)

- a pessoa não deve sofrer de doença mental grave (seção 8)
- a pessoa não deve ter mais de 70 anos de idade (seção 9)
- deve-se evitar o consumo de alimentos fermentados, azedos, ácidos, pesados ou crus, bem como de verduras claras e comida salgada (seções 10 a 14)
- deve-se tomar um banho de ervas antes de começar a prática de meditação (seções 15 e 16)
- ao banho de ervas deve seguir-se uma aplicação de óleo e um tratamento de massagem, e depois uma purificação interna com purgantes (seção 17)
- depois do tratamento, a pessoa se torna tão forte, saudável e jovem quanto os animais representados na ilustração (seções 18 e 19)

Concretização do Buda da Medicina, Rejuvenescedor e Curador

Depois de colocar as ervas a serem utilizadas dentro de um recipiente limpo à sua frente, comece a prática de concretização dos Budas da Cura, da seguinte maneira:
- Refugie-se no Guru, no Buda, no Dharma e na Sangha.
- Faça o voto de altruísmo dos Bodhisattvas.
- Crie no espaço à sua frente a aparência do Buda da Medicina.
- Dissolva o seu ser ordinário no vazio e, a partir deste, ressurja como uma divindade da cura, como Vajrapani, por exemplo.
- Visualize à sua frente (ou seja, no espaço ocupado pelas ervas dentro do recipiente) os cinco Dhyani Budas, ou Budas da Meditação, e suas consortes.

O Processo de Geração dos Cinco Dhyani Budas no Recipiente é o Seguinte:

- Depois de purificar o ambiente, visualize os Cinco Dhyani Budas surgindo no recipiente a partir do vazio. No centro da mandala há um Vairocana branco com sua consorte; eles surgem das sílabas-semente OM e MUM. Um Vajrasattva azul e sua consorte, localizados no leste, surgem das sílabas-semente HUM e LAM respectivamente. Um Ratnasambhava amarelo e sua consorte estão no sul e surgem respectivamente das sílabas-semente TRAM e MAM. No oeste há um Amitabha vermelho e sua consorte, que surgem das sílabas-semente AH e TAM. No topo da cabeça, na garganta e no

Terapia de Rejuvenescimento

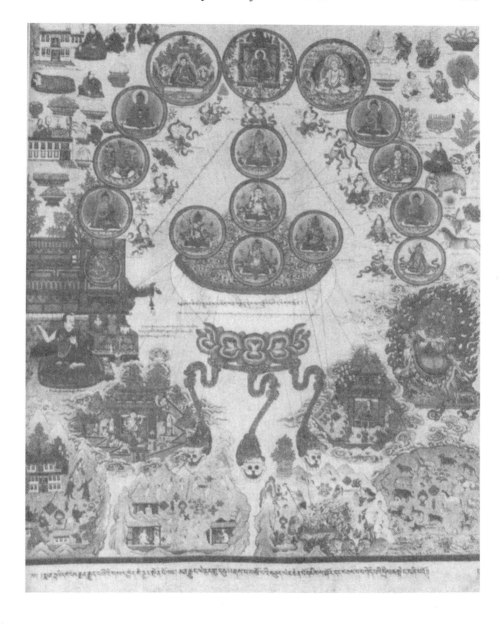

coração de cada uma dessas divindades estão as três sílabas universais OM, AH e HUM. A luz irradia dessas três sílabas e invoca as bênçãos e a graça dos cinco Dhyani Budas verdadeiros, que vêm fundir-se aos imaginários.

- Da fusão das energias masculina e feminina das divindades e suas consortes, visualizam-se fluidos seminais vermelhos e brancos, frutos do supremo prazer, descendo para o recipiente das ervas, transformando as ervas no néctar da imortalidade e da boa saúde.
- Depois, do coração do médico sob a forma de Vajrapani, raios de luz irradiam-se e chegam aos cinco Dhyani Budas e a suas consortes, levando-os a gerar incríveis raios luminosos de cura sob a forma de Dakinis — divindades das oferendas. Essas deusas agradam e obtêm as bênçãos e inspirações de todos os seres iluminados, Bodhisattvas e outras entidades celestiais. Transmitem o poder de cura dessas entidades para as ervas contidas no recipiente.
- Os raios de luz reúnem a essência curativa de todas as plantas, minerais e energias no universo e transmitem-na para as ervas contidas no recipiente. As luzes incluem o brilho amarelo do elemento fogo, o brilho azul do elemento água, o brilho verde dos elementos madeira e ar e o brilho branco do elemento metal ou ferro. Cada um deles vem acompanhado da recitação do mantra do Buda da cor correspondente, bem como dos exilados dos reinos dos deuses, semideuses, seres humanos, animais e outros seres.
- Em estado de calma e concentração totais, o praticante recita agora o mantra do rejuvenescimento, como segue: "Vairochana OM, Vajrasattva HUM, Ratnasambhava TAM, Amitabha HRI, Karmavajra AH." Recite o mantra o máximo número de vezes possível (tradicionalmente, deve ser recitado 50.000 vezes). As ervas de néctar devem ser ingeridas com o estômago vazio, a começar da madrugada do primeiro dia da lua nova.
- Dissolva todas as imagens e visualizações.
- Medite sobre o vazio.
- Termine com a dedicação e a ação de graças.

11
Autocura Por Meio da Prática do Buda da Medicina

INTRODUÇÃO

O poder de cura pela prática de meditação e visualização do Buda da Medicina é um elemento profundamente arraigado da tradição budista e uma parte viva e dinâmica do Budismo tibetano. Há muitos aspectos da prática que a tornam significativa e dotada do poder de efetuar a transformação: autoconfiança, pensamento positivo, fé, motivação, concentração e aceitação da realidade. Porém, o elemento mais importante do processo de cura é a capacidade de usar e desenvolver o poder da imaginação criativa. É essa, na verdade, a essência de todas as práticas budistas avançadas.

Na prática da autocura, a tradição budista identifica dois critérios inter-relacionados:

1. confiança e auto-estima, e
2. a capacidade mental e a coragem de criar uma nova auto-imagem mediante a transformação da energia nociva dos complexos e negatividades psicológicas na energia benéfica de imagens e símbolos mentais positivos e inspiradores.

Os princípios psicológicos e terapêuticos básicos que regem a prática de autocura do Buda da Medicina serão explicados agora. Qualquer pessoa dotada da motivação correta pode se dedicar à prática; entretanto, para se poder praticar a forma avançada do Buda da Medicina, é preciso obter uma iniciação completa de um mestre qualificado.

ETAPAS PRELIMINARES

Estas etapas foram concebidas para ajudar você a se preparar física, mental e espiritualmente para a prática propriamente dita.

A primeira etapa consiste em garantir que você esteja física e mentalmente relaxado e sintonizado com sua mente e seu corpo. Isso se faz por meio de exercícios de respiração, como os apresentados no livro *Beyond the Relaxation Response*, do Dr. Benson. Enquanto os faz, tenha à mão toalhinhas molhadas para esfregar no rosto e espalhe ervas cheirosas por perto, tudo isso para não ficar com sono.

A segunda etapa consiste em tomar consciência do seu estado emocional. Se você notar em si sentimentos de ira ou desejo, ou mesmo de confusão ou estagnação mental, procure entrar em contato com sua emoção e identificar o caráter dela. Quando souber como está se sentindo, use as diretrizes a seguir para escolher um tema apropriado de meditação. Comece a meditar imediatamente.

- Excessivo desejo: Medite sobre a mudança e a impermanência.
- Raiva e agressividade: Medite sobre o amor e a paciência.
- Orgulho e noção muito elevada de si mesmo: Medite sobre as partes do seu corpo — os órgãos, etc. —, uma por uma.
- Confusão e perplexidade: Medite sobre os fatores passados que conduziram à sua situação atual e sobre como as suas atuais atividades podem afetar suas experiências futuras.
- Distração e tagarelice mental: Medite na respiração, contando suas inspirações e expirações.

Não gaste energia demais nessas duas etapas preliminares. Não dedique a elas mais do que um quarto do seu tempo total de prática.

A etapa seguinte estabelece claramente na psique o alto nível de motivação necessário para a prática propriamente dita. Compreendendo todos os objetivos da prática, podemos aumentar em muito o nosso nível inicial de motivação. De maneira geral, a prática de autocura tem três níveis de objetivo. São eles:

- curar uma doença física pessoal
- curar uma doença psicológica pessoal
- curar todas as doenças do mundo, as suas inclusive.

Comece com o primeiro nível, aceitando a sua necessidade de curar suas próprias doenças físicas. Amplie agora essa imagem, incluindo nela a cura da sua psique. Por fim, expanda seus objetivos, imaginando a cura definitiva de todos os seres que sofrem neste mundo. Quando você cria em si a necessidade de libertar todos os seres da dor e do sofrimento, de libertar todo o universo, isso também acelera o seu próprio processo de cura, que passa a ser nutrido pela imagem da saúde universal.

A etapa final consiste em intensificar essa imagem da saúde universal, personificando-a interiormente e buscando um relacionamento com essa pessoa ideal. Esse médico do cosmos é identificado como o Buda da Medicina. O processo de dar início a esse relacionamento ocorre quando você imagina esse médico ideal sessenta centímetros à sua frente (ver figura). O médico ideal deve ser imaginado como um ser vivo e vibrante, e você deve lhe pedir com todo o respeito que ele lhe dê autorização para dar início a um relacionamento de cura. O médico ideal reage calorosamente, com o espírito de amizade, e o vínculo se estabelece.

A PRÁTICA DO BUDA DA MEDICINA

O praticante começa a visualizar raios de luz branca emanando em todas as direções do coração do Buda da Medicina; todos os seres iluminados e todos os que se dedicam a atividades de cura ficam imensamente agradados. Eles, por sua vez, enviam raios de volta ao Buda da Medicina, que agora vibra com um extraordinário poder e energia de cura. Do seu coração, raios de luz azul, semelhantes aos raios *laser*, são emitidos na direção do praticante, que, ao inspirar, absorve em seu ser a luz de cura. Os raios de luz azul purificam todas as toxinas e negatividades, destruindo-as e congelando-as em átomos de fumaça negra que são expelidos quando o praticante expira. A fumaça negra então desaparece no chão. Essa seqüência completa de visualização pode ser realizada três vezes ou mais.

Repete-se agora a seqüência de visualização, mas desta vez quem recebe a cura são todos os seres doentes e sofredores deste mundo.

Agora você adquiriu poderes e energias de cura do Buda da Medicina à sua frente e já se encontra dotado das qualidades necessárias para a autocura. Use essa oportunidade para aumentar o poder das ervas, medicamentos e alimentos escolhidos para colaborar no seu processo de cura. Coloque essas substâncias numa vasilha limpa à sua frente e recite o Mantra de Cura do Buda da Medicina:

THAYATHA OM BEKAZAI BEKAZAI MAHA BEKAZAI RANZE SAMUGATHE SO HA

Repita esse mantra tantas vezes quanto possível, sempre visualizando a energia do mantra dotando as substâncias de extraordinários poderes de cura.

Quando a recitação estiver completa, gere em si mesmo uma sensação de calma e quietude, a fim de sentir em seu ser a cura e a alegria que a ela se segue. Em estado de satisfação, dissolva a imagem do Buda da Medicina que esteve à sua frente. Por fim, no estado de vazio, dedique todo o mérito que você pode ter adquirido por meio da prática a todos os seres do universo, e sinta-se grato por essa preciosa oportunidade de cura.

12
O Horóscopo Tibetano da Saúde

INTRODUÇÃO

A astrologia budista tibetana é uma combinação dos sistemas astrológicos indiano e chinês, na qual se parte do pressuposto de que a configuração dos corpos celestes tem uma poderosa influência sobre o indivíduo e sua saúde. Este tema será apresentado, neste capítulo, de forma substancialmente simplificada. Introduziremos aqui o Horóscopo Tibetano da Saúde, que permite que você determine tais influências. Basta que você saiba em que ano nasceu para encontrar no quadro abaixo o seu signo zodiacal. Depois, pela relação entre seu signo e os dias da semana, outra tabela o habilitará a determinar quando você será mais profundamente afetado pelos movimentos harmônicos ou desarmônicos da energia no seu corpo.

Este Horóscopo Tibetano da Saúde é recomendado para:

- qualquer pessoa interessada em saber como a astrologia influencia sua vida e sua atividade energética
- qualquer pessoa interessada por temas de saúde, e especialmente pelo estado e pela condição da energia e dos chakras em determinados dias da semana
- médicos, terapeutas, acupunturistas, massoterapeutas e conselheiros, para decidir qual o melhor dia da semana para trabalhar com cada um de seus pacientes, o melhor dia para prescrever um tratamento, determinar o equilíbrio das energias, dos meridianos e dos chakras no corpo do paciente, e também para orientar o paciente sobre tratamento, dieta e comportamento.
- religiosos e praticantes de caminhos espirituais, para determinar quando devem começar uma prática, entrar em retiro ou assumir qualquer outro compromisso espiritual sério.

COMO ENCONTRAR SEU SIGNO ZODIACAL

Anos de Nascimento e os Signos Zodiacais Correspondentes

Lebre	1903	1915	1927	1939	1951	1963
Dragão	1904	1916	1928	1940	1952	1964
Serpente	1905	1917	1929	1941	1953	1965
Cavalo	1906	1918	1930	1942	1954	1966
Carneiro	1907	1919	1931	1943	1955	1967
Macaco	1908	1920	1932	1944	1956	1968
Galo	1909	1921	1933	1945	1957	1969
Cão	1910	1922	1934	1946	1958	1970
Porco	1911	1923	1935	1947	1959	1971
Rato	1912	1924	1936	1948	1960	1972
Boi	1913	1925	1937	1949	1961	1973
Tigre	1914	1926	1938	1950	1962	1974

COMO USAR O HORÓSCOPO

Depois de encontrar o seu signo zodiacal na tabela de anos de nascimento, use a tabela do horóscopo, abaixo, para planejar suas diversas atividades de acordo com os dias da semana que mais as favoreçam. Há três tipos de dias: favoráveis, satisfatórios e antagônicos.

Dias Favoráveis

Para cada signo zodiacal, há um dia da semana em que as combinações dos astros e dos elementos estão na mais perfeita harmonia e, por isso, é extremamente favorável e sortudo. Nesse dia, o fluxo de energia no corpo e nos chakras está também no seu melhor estado de equilíbrio e saúde. Por isso, esse é o dia apropriado para que você se dedique a importantes atividades de saúde ou passe por qualquer forma de tratamento que tenha por objetivo melhorar o seu fluxo de energia: massagem, acupuntura, moxabustão, meditação ou qualquer outra terapia energética. É nesse dia também que você deve submeter-se a tratamentos radicais, como quimioterapia ou cirurgia, uma vez que a energia do seu corpo estará mais ativa e mais propícia à cura do que nos outros dias. Além disso, como as combinações astrais e elementais estarão muito favoráveis a você, é nesse dia que você deve:

- tomar decisões importantes, como a de abrir uma firma, comprar uma casa, mudar de cidade, etc.
- começar novos relacionamentos, encontrar pessoas importantes, tomar decisões que afetam sua família e seus entes queridos
- fazer importantes viagens de negócios ou grandes viagens de férias
- começar quaisquer atividades que tenham por objetivo mudar a sua vida, como uma prática espiritual, um plano de dieta ou um programa de exercícios.

Dias Satisfatórios

São os dias em que as combinações dos astros e dos elementos estão boas. Estes dias devem ser tomados como segunda opção ou em caso de emergência para todas as atividades especificadas acima.

Dias Antagônicos

Nestes dias da semana, as influências astrais e as combinações de elementos estarão em total conflito e desarmonia com você. Se você começar ou realizar qualquer uma das atividades mencionadas acima, isso será extremamente desfavorável. Caso você seja forçado a realizar essas atividades nesses dias, a ciência astrológica tibetana tem prescrições específicas para impedir que as influências negativas e o azar afetem a você e às suas atividades. Essas prescrições incluem, entre outras coisas, meditações e orações especiais, atos de caridade feitos no seu bairro, o auxílio aos necessitados e a obtenção de determinados ensinamentos e iniciações.

A Tabela do Horóscopo

Signo	Favorável	Satisfatório	Antagônico
Rato	Quarta-feira	Terça-feira	Sábado
Boi	Sábado	Quarta-feira	Quinta-feira
Tigre	Quinta-feira	Sábado	Sexta-feira
Lebre	Quinta-feira	Sábado	Sexta-feira
Dragão	Domingo	Quarta-feira	Quinta-feira
Serpente	Terça-feira	Sexta-feira	Quarta-feira
Cavalo	Terça-feira	Sexta-feira	Quarta-feira
Carneiro	Sexta-feira	Segunda-feira	Quinta-feira
Macaco	Sexta-feira	Quinta-feira	Terça-feira
Galo	Sexta-feira	Quinta-feira	Terça-feira
Cão	Segunda-feira	Quarta-feira	Quinta-feira
Porco	Quarta-feira	Terça-feira	Sábado

Bibliografia

Badmajew, P., V. Badmajew e L. Park. *Healing Herbs: The Heart of Tibetan Medicine.* Berkeley: Red Lotus Press, 1982.
Benson, Dr. Herbert. *Beyond the Relaxation Response.* Nova York: Berkley Books, 1985.
Chogyam, Ngakpa. *Rainbow of Liberated Energy.* Dorset, Inglaterra: Element Books, 1986.
Clifford, Terry. *Tibetan Buddhist Medicine and Psychiatry: The Diamond Healing.* York Beach, ME: Samuel Weiser, 1984.
Donden, Dr. Yeshi. *Health Through Balance.* Ithaca, NY: Snow Lion Publications, 1986.
Finckh, Dra. Elisabeth. *Foundations of Tibetan Medicine, Vols. I e II.* Somerset, Inglaterra: Watkins and Robinson, 1978.
Finckh, Dra. Elisabeth. *Studies in Tibetan Medicine.* Ithaca, NY: Snow Lion Publications, 1988.
Mind and Mental Health in Tibetan Medicine. Nova York: Potala Publications, 1988.
Norbu, Dawa (org.). *An Introduction to Tibetan Medicine.* Nova Delhi: Tibetan Review Publication, 1976.
Rapgay, Dr. Lobsang. *Tibetan Therapeutic Massage.* Dharamsala, Índia: Rapgay Publication, 1985.
Rapgay, Dr. Lobsang. *Tibetan Medicine: A Holistic Approach to Better Health.* Dharamsala: Rapgay Publication, 1985.
Rapgay, Dr. Lobsang. *The Art of Tibetan Medical Urinalysis.* Dharamsala: Rapgay Publication, 1986.
Rinpoche, Venerável Rechung. *Tibetan Medicine.* Berkeley: University of California Press, 1973.
Tibetan Medicine, Series No. 1 thru 9 and Series No. 2, Vol. II. Dharamsala: LTWA.
Tsarong, T. J. (org.). *Fundamentals of Tibetan Medicine.* Dharamsala: Tibetan Medical Centre Publication, 1981.
Tsarong, T. J. (org.). *Handbook of Traditional Tibetan Drugs.* Dharamsala: Tibetan Medical Centre Publication, 1986.